ISBN 978-3-662-27596-2   ISBN 978-3-662-29083-5 (eBook)
DOI 10.1007/978-3-662-29083-5

(Aus der Medizinischen Universitätsklinik Bonn.
Direktor: Prof. P. Martini.)

Die Beurteilung des venösen Blutrückstroms zum Herzen beim Menschen.

Von

F. Grosse-Brockhoff.

Mit 22 Textabbildungen.

(Eingegangen am 27. November 1939.)

I. Einleitung.

Die experimentelle Erforschung des venösen Blutrückstromes zum Herzen erstreckt sich vorwiegend auf folgende Fragen: Welche Faktoren bewirken den Blutrückfluß? Wieviel Blut fließt in der Zeiteinheit unter normalen Bedingungen dem Herzen zu? Wie ändert sich der Zustrom zum Herzen unter verschiedenen Bedingungen? Dabei interessieren vor allem Zustandsänderungen bei körperlicher Arbeit, bei pharmakologischen Eingriffen und bei pathologischen Zuständen. Diese Fragestellungen schließen noch ein sehr wichtiges Problem in sich. Es handelt sich dabei vor allem darum, woher bei einem Blutmehrbedarf des Organismus wie z. B. bei gesteigerter körperlicher Tätigkeit die notwendige Blutmenge entnommen wird und auf welche Weise Blut mobilisiert wird. Die Problemstellung als solche reicht zurück bis in die Anfänge der Kreislaufphysiologie. Ihre weitgehend gesicherte Beantwortung im Tierexperiment ist verhältnismäßig neu, ihre experimentelle Bearbeitung am Menschen zur Zeit noch schwierig und die bestehenden Ergebnisse zum Teil unsicher. Da die Beurteilung des venösen Blutrückstroms in der Klinik zur Erkenntnis krankhafter Kreislaufstörungen und zur Erfolgsbeurteilung therapeutischer Maßnahmen eine große Bedeutung hat, wurde der Versuch einer kritischen Sichtung bisheriger Ansichten unter Zugrundelegung der in der Literatur bekannten und eigener Experimente unternommen. Es kann sich dabei noch nicht um eine abschließende Stellungnahme zu den Veränderungen des venösen Blutstroms unter krankhaften Bedingungen handeln. Vielmehr war zunächst eine kritische Sichtung physiologischer Verhältnisse erforderlich. Hierbei war ein weitgehendes Eingehen auf die Methodik nicht zu vermeiden. Ausgehend von Änderungen unter physiologischen Verhältnissen sollen die pathologischen Zustände der Kreislauftätigkeit unter besonderer Berücksichtigung der Kreislaufstörungen besprochen werden. Auch hier steht nicht das Ergebnis im Vordergrund, sondern die Frage, wie Veränderungen des venösen Blutrückstroms erkannt werden können und wie die Ergebnisse unter Anwendung der verschiedenen Methoden zu bewerten sind.

II. Die Ursachen des venösen Blutrückstroms.

Bei der Untersuchung der Kreislaufverhältnisse am Menschen sind wir in unserer Erkenntnis dadurch erheblich eingeengt, daß wir nur die Möglichkeit haben, indirekt auf Zustandsänderungen im Gesamtkreislauf Rückschlüsse zu ziehen, ohne dabei die Korrelationen der einzelnen Teilgebiete des Blutstroms zu erfassen. Hier müssen wir vorerst das Tierexperiment zum Ausgangspunkt der Betrachtungen nehmen. Die experimentellen Ergebnisse des Tierversuchs, die unter Anwendung von Druckmessungen oder Stromstärkemessungen in den verschiedensten Stromgebieten gewonnen wurden, haben uns die Korrelationen der einzelnen Kreislaufteilgebiete zueinander weitgehend erkennen lassen. Wir gelangten hiermit zu der Erkenntnis, welche Aufgaben den einzelnen Teilgebieten des Kreislaufs zukommen. Die Art der Betrachtung ist wohl heute noch die gleiche geblieben, wie sie von Heß [1] in seiner Monographie „Die Regulierung des Kreislaufs" festgelegt wurde. Es können hier nicht die geschichtliche Entwicklung und die Einzelarbeiten der physiologischen Forschung genannt werden. Soweit diese zur Grundlage unserer Fragestellung werden, sollen sie bei der Besprechung der einzelnen Kapitel dieser Arbeit diskutiert werden.

1. Das venöse Druckgefälle.

Es besteht wohl kein Zweifel darüber, daß einer der Hauptfaktoren der Blutbewegung von den Venen zum Herzen die venöse Druckdifferenz am Anfang und am Ende der venösen Strombahn ist, die durch die vis a tergo aufgebracht wird. Die Größe dieser Druckdifferenz ist allerdings im Verhältnis zum arteriellen Druckgefälle ziemlich gering. Nach den Druckmessungen von Landis [2], die als die zuverlässigsten gelten, gehen in den Limbuscapillaren des Menschen noch etwa 27 cm H_2O-Drucks verloren, der Druck am Anfang des Venensystems in der Haut des ruhig liegenden Menschen beträgt auf Vorhofhöhe bezogen noch etwa 13—30 cm Wasser. Die Möglichkeit der Druckmessung im Gebiet der Venolen nach Landis und im Cavagebiet, die uns nach der Methode von Moritz und Tabora [3] auch am Menschen annähernd genau gelingt, legt die Frage nahe, ob uns nicht eine Veränderung des Druckgefälles einen Maßstab für Veränderungen der Stromstärke bietet. Die Tatsache allein, daß nicht nur in den verschiedenen Capillargebieten ein verschieden hoher Druck herrscht, sondern auch in den einzelnen Capillarschlingen dauernd Druckschwankungen auftreten (Landis), läßt ein solches Vorgehen von vornherein unzweckmäßig erscheinen. Es ist ferner zu bedenken, daß Druck und Füllung der Venolen einander nicht proportional sein müssen, da durch die Änderungen des Tonus von Capillaren und Venolen Druckänderungen eintreten können, ohne daß eine Zunahme der Füllung oder Abnahme derselben stattfindet. Diese Unabhängigkeit von Druck und Füllung ist die Folge der eigenen

Capillarcontractilität, die Ebbecke[4] in Versuchen an der Schwimmhaut des Frosches erstmalig beobachtete. Hierbei machte er die wichtige Feststellung, daß die Capillarreaktionen von den Reaktionen der Arterien unabhängig sein können.

2. Die systolische Ansaugkraft des Herzens.

Die Tatsache des mäßigen Druckgefälles zwischen Venen und Vorhöfen ließ schon oft die Frage aufkommen, ob nicht das Herz direkt eine saugende Kraft auf den Blutstrom ausübe. Es ist auf Grund der Untersuchungen von H. Straub[5] entschieden, daß die alte Auffassung von Goltz und Gaule[6] und von de Jager[7] über die Ansaugkraft des Herzens in der Diastole als widerlegt zu gelten hat. Dagegen erscheint die These von der systolischen Ansaugkraft des Herzens durch Untersuchungen in jüngerer Zeit ihre Bestätigung zu finden. Holzlöhner[8] schloß aus seinen Versuchen mit dem Atempulsschreiber, daß während der Systole dem Herzen mehr Blut zufließt als in der Diastole. Böhme[9] zeigte mit Hilfe der röntgenkymographischen und kinematographischen Untersuchungen bei Kontrastfüllung mit Jodipinöl im Tierversuch, daß das Kontrastmittel während der Systole dem Herzen in stärkerem Maße zufließt als während der Diastole. Auf Grund seiner Untersuchungen mißt er dem Faktor der systolischen Ansaugkraft des Herzens eine sehr erhebliche Bedeutung zu. Die Tatsache der systolischen Ansaugung des Herzens kann wohl nicht mehr bezweifelt werden, zumal die verschiedenen Methoden wie Venenpuls, Pneumotachokardiogramm und das Röntgenverfahren in dieselbe Richtung weisen. Die Frage, wie groß dieser Anteil an dem venösen Rückstrom ist, konnte quantitativ bisher nicht entschieden werden. Unseres Ermessens ist bei den Untersuchungen von Böhme[9] zu berücksichtigen, daß während der Systole durch das Tiefertreten der Herzbasis die Vena cava gestreckt und abgeplattet wird. Hierdurch allein muß die Strömungsgeschwindigkeit (und diese wird nach dem Verfahren von Böhme durch die Beobachtung der Fortbewegung der Jodipintropfen gemessen) größer werden, sofern die durchfließende Blutmenge die gleiche bleiben soll. Es ist also Zunahme der Geschwindigkeit der einzelnen Jodipintropfen nicht ohne weiteres gleichzusetzen mit einer Vermehrung der Gesamtströmung im Gebiet der Vena cava. Wenn durch die Ventrikelsystole der Rückfluß zum Herzen in erheblichem Maße gefördert würde, müßte man erwarten, daß auch bei den Druckmessungen nach Moritz und Tabora[3] in der Cubitalvene des Menschen herzsynchrone Schwankungen des Drucks beobachtet würden. Die von uns beobachteten herzsynchronen Druckschwankungen sind aber nur sehr gering und übersteigen einige Millimeter H_2O nicht, während die atmungssynchronen Schwankungen oft bis 10 und 15 mm H_2O betragen können. Auch diese Feststellung weist darauf hin, daß eine starke rückflußsteigernde Wirkung der aktiven Saugkraft des Herzens bei der Systole wohl kaum zukommen kann. Holzlöhner[8] mißt seiner Methode eine genügende quantitative Genauigkeit nicht zu.

3. Die intrathorakalen Druckschwankungen.

Schon Donders[10] nahm eine Wirkung der intrathorakalen Druckschwankungen auf den Blutrückstrom an. Man kann annehmen, daß der Zufluß aus der oberen Hohlvene während der Einatmung begünstigt wird (Ledderhose[11], Mosso[12], Burton-Opitz[13]). Daß sich unter bestimmten Haltungsanomalien, pathologischen Atmungsformen oder Thoraxdeformitäten die respiratorische Rückflußbeeinflussung im Gebiet der oberen Hohlvenen auch umgekehrt auswirken kann, wurde von Mosso[12] und Wenckebach[14] gezeigt. Der Einfluß der Atemschwankungen auf den venösen Abstrom der Vena cava inferior ist verschiedenartig. Im allgemeinen ist in diesem Gebiet mit einer Zunahme des Rückflusses während der Inspiration zu rechnen. Dagegen wurde durch plethysmographische Messungen von Mosso[12] erwiesen, daß bei angestrengter Zwerchfellatmung und absichtlicher Unterdrückung der Brustatmung das Beinvolumen während der Inspiration als Zeichen eines erschwerten Abflusses deutlich zunahm. Diese Erschwerung des Rückflusses wird man zum großen Teil der Steigerung des intraabdominellen Drucks zuschreiben müssen. Vielleicht ist auch eine Verengerung des Foramen quadrilaterum im Zwerchfell bei starker Zwerchfellsenkung mitverantwortlich zu machen, wie dies von Eppinger und Hofbauer[15] angenommen wird. Daß bei einer angestrengten, tiefen und vorwiegenden Zwerchfellatmung der Rückfluß in der Inspirationsphase und Exspirationsphase Schwankungen unterlegen ist, zeigten Berechnungen der Sauerstoffaufnahme in der In- und Exspirationsphase, die aus Alveolarluftanalysen mittels fraktionierter Entnahme mehrerer Proben gewonnen wurden (Grosse-Brockhoff und Schoedel[16]). Die hierbei gefundene höhere O_2-Aufnahme in der Exspirationsphase bei besonders tiefer Atmung kann nur auf einen Zustrom stärker venosierten Blutes oder vermehrten Blutstroms bezogen werden. Diese Befunde haben aber nur für solche ungewöhnlichen Atmungsformen Geltung, spielen aber in der Pathologie eine große Rolle (Wenckebach[14], Eppinger und Hofbauer[15]).

Auch die Messung des zentralen Venendrucks nach Moritz und Tabora[3] zeigt den Einfluß der intrathorakalen Druckschwankungen auf den venösen Blutrückfluß. Eine genaue Besprechung der den zentralen Venendruck bestimmenden Faktoren soll im Abschnitt „Blutmobilisierung und zentraler Venendruck" stattfinden. Hier soll nur kurz auf die Änderungen des Venendrucks und damit verbundener Rückflußschwankungen eingegangen werden, soweit diese durch die äußere Atmung und die intrathorakalen Druckverhältnisse hervorgerufen werden.

Die Beurteilung des venösen Blutrückstroms zum Herzen beim Menschen. 515

Besonders eindrucksvoll wird der Einfluß der intrathorakalen Druckschwankungen auf den venösen Blutrückstrom in der fortlaufenden Venendruckmessung bei der Valsalvaschen Preßdruckprobe. Es kommt während des Versuchs zu einem oft erheblichen Anstieg des Venendrucks, der schon am Hervortreten der Hautvenen und der Cyanose zu erkennen ist und durch die direkte Venendruckmessung quantitativ meßbar ist. Tabelle 1 zeigt eine Reihe solcher Versuche. Die Ergebnisse stimmen mit denen von Hill, Barnard[17] und Sequeira[18], Moritz und Tabora[3], Bürger[19], Kroetz[20], Schott[21], Rehfisch[22] und Villaret[23] überein. Die Höhe des Venendruckanstiegs ist dabei ein ungefährer Gradmesser für die stattfindende Rückflußstauung. Von dem Einfluß des Hustens und Sprechens auf den Venendruck kann man sich bei der Messung desselben stets leicht überzeugen.

Tabelle 1.

V.P.		V.D. mm H_2O	Steigerung beim Valsalva mm H_2O	Absinken bzw. Steigerung bei tiefer Inspiration mm H_2O	Absinken bzw. Steigerung beim Müllerschen Versuch mm H_2O	Klinische Bemerkungen
J.	♂	30	+ 37	—	2	Gesund
E.	♂	115	+ 30	kein Ergebnis	— 10	Gesund
U.	♂	90	+ 298	— 12	— 65	Gesund
St.	♀	46	kein Ergebnis	kein Ergebnis	— 33	Gesund
D. H.	♂	135	+ 20	— 5	—	Struma colloides
H.	♂	87	+ 113	— 10	—	Basedow
K. B.	♀	95	kein Ergebnis	— 5	kein Ergebnis	Basedow
S.	♂	181	+ 79	+ 6	— 15	Basedow
G.	♂	55	kein Ergebnis	— 6	— 7	Gastritis
D.	♂	145	+ 355	— 3	— 8	Gastritis?
D.	♂	100	+ 125	— 22	— 22	Migräne
Sch. J.	♂	53	kein Ergebnis	kein Ergebnis	— 5	Arteriosklerose, Lungenemphysem
F. M.	♂	78	+ 41	+ 24	+ 77	Emphysem
D. F.	♂	97	+ 161	— 8	— 2	Intrapulmonaler Granatsplitter
M. W.	♂	95	+ 20	— 10	— 10	Asthma bronchiale
Sch.	♀	70	+ 65	+ 8	—	Abgeheilter Tonsillarabsceß
St.	♂	150	+ 165	— 20	— 14	Tonsillarabsceß
K.	♂	95	237	— 12	kein Ergebnis	Gallensteine
H. P.	♂	80	+ 420	— 22	— 12	Colitis
D.	♂	135	+ 38	— 37	kein Ergebnis	Muskelrheumatismus
G. F.	♂	111	+ 29	+ 9	—	Essentielle Hypertonie
J.	♂	132	+ 1	— 10	— 10	Herzinsuffizienz
Z.	♀	90	kein Ergebnis	— 41	kein Ergebnis	Kombiniertes Mitralvitium
Fl.	♂	145	+ 348	— 20	— 67	Diabetes insipidus

Eine tiefe Inspiration allein kann schon zu einem deutlichen Absinken des Venendrucks führen, wie ebenfalls aus den in Tabelle 1 zusammengestellten Fällen zu ersehen ist.

Nicht ganz so eindeutig wie beim Valsalva-Versuch liegen die Verhältnisse im Müllerschen Hyperventilationsversuch. In den meisten von uns beobachteten Fällen sank der Venendruck ab, doch kamen auch Gleichbleiben oder geringe Steigerungen in einigen Fällen vor (s. Tabelle 1). Der Effekt hängt weitgehend von der Art der Atmung ab, wie Untersuchungen von Arnoldi[24], Pinkus, Hahn und Smyslow[25] zeigen. Kroetz[20] beobachtete bei vertiefter Atmung einen Abfall des Venendrucks schon unmittelbar nach Beginn der forcierten Atmung und nimmt auf Grund seiner Untersuchungen im Gegensatz zu Henderson[26] eine Verbesserung des Rückflusses durch Hyperventilation an.

4. Muskelbewegungen und Venenklappen.

Daß die Bewegungen der Muskulatur einen rückflußfördernden Effekt ausüben, erhellt schon aus dem schnelleren Fließen des Aderlaßblutes bei Bewegungen der Hand und Finger. Diesem Faktor kommt bei körperlicher Arbeit eine sehr große Bedeutung zu. Den Venenklappen ist eine Bedeutung wohl besonders dadurch zuzumessen, daß sie einen Rückfluß von Blut verhindern (Tigerstedt[27]).

5. Die nervöse Regulation.

Unter stationären Bedingungen und unter der Voraussetzung eines intakten Kreislaufs mit leistungsfähigem Herzen muß das Fördervolumen des Herzens gleichzeitig dem venösen Rückstrom entsprechen. Wenn der Kreislauf ein System starrer Röhren darstellen würde, so wäre uns das Minutenvolumen gleichzeitig ein guter Gradmesser der venösen Rückströmung. Unter akuten Bedingungen, d. h. z. B. bei körperlicher Arbeit, pharmakologischer Beeinflussung oder pathologischen Zustandsänderungen des Kreislaufs kann der venöse Rückfluß aber nicht mehr nach der Größe des Minutenvolumens beurteilt werden, da das Herz sich nicht immer der Größe des venösen Rückstroms in vollem Maße anpaßt. Außer der quantitativen Erkennung des venösen Blutrückstroms interessieren auch noch eine Reihe von Fragestellungen, die sich aus der autonomen nervösen Regulierung des Venensystems ergeben. Die anatomische Grundlage hierfür wurde von Ph. Stöhr[28] durch seine Untersuchungen über das Terminalreticulum geliefert. Die Entdeckung der verschiedenartigen vasomotorischen Reaktionen im arteriellen und venösen Stromgebiet läßt eine funktionelle Betrachtung der venösen Rückströmung als vordringlich erscheinen. Die Unabhängigkeit vasomotorischer Reaktionen im Capillargebiet und in der arteriellen Strombahn wurde zunächst, wie schon angeführt, von Ebbecke[3], dann von Cotton, Slade und Lewis[29] erkannt. Dale und Richards[30] erbrachten dann den Beweis des verschiedenen Angriffspunktes von Acetylcholin und Histamin an den Blutgefäßen. Durch Krogh[31] und seine Schule wurden die Capillarreaktionen unter den verschiedensten Bedingungen erfolgreich bearbeitet. O. Müller[32] und seine Schüler erforschten die Capillarfunktion am Menschen mit Hilfe der Capillarmikroskopie und fanden auch hier schon früh die unabhängige Vasomotorik von Capillaren und Venolen. Durch die Untersuchungen der jüngsten Zeit wurden wir auch über das quantitative Ausmaß solcher das Arterien- und Venensystem ungleichmäßig oder sogar entgegengesetzt treffender vasomotorischer Reaktionen unterrichtet. Das Zustandekommen solcher entgegengesetzter Reaktionen wurde besonders eindrucksvoll in den Versuchen mit körpereigenen Wirkstoffen von Mateeff und M. Schneider[33] gezeigt, in denen die Durchströmung von Arterien und Venen mit Hilfe der Reinschen Stromuhr gleichzeitig und in verschiedenen Gefäßgebieten gemessen wurde.

Wenn auch die angeführten Untersuchungen den eindeutigen Beweis lieferten, daß beide Stromgebiete in funktioneller Hinsicht ganz verschieden reagieren können, so ist damit eine getrennte Betrachtung von arteriellem und venösem Stromgebiet nicht gerechtfertigt, da ein solches einseitiges Vorgehen dem Sinn einer physiologischen Forschung widersprechen würde. Wir werden auch in dieser Darstellung die Verhältnisse in der arteriellen Strombahn stets mitberücksichtigen. Wenn hier aber eine mehr einseitige Betrachtung der Vorgänge in der venösen Strombahn durchgeführt wird, so war hierfür die Verschiedenheit der beiden Gefäßsysteme maßgebend, die ihnen durch die gesonderten Aufgaben im Sinne einer ökonomischen Kreislaufregulierung zufallen. Nach Heß[1] dienen die Gefäße der arteriellen Strombahn vorwiegend der Verteilung des Strömungswiderstandes, die Capillaren dem Stoffaustausch, die Gefäße des Venengebietes der Größenbestimmung des Blutangebotes an das rechte Herz.

Als Ausgangspunkt der Untersuchungen hat die Tatsache zu gelten, daß das venöse Stromgebiet die Blutvorratskammer ist, aus der das Herz die notwendige Blutmenge je nach Bedarf schöpfen kann. Die Änderungen des Blutangebotes an das Herz werden durch Kapazitätsschwankungen oder vielleicht besser gesagt: Inhaltsschwankungen der einzelnen Stromgebiete bewirkt. Hierbei muß als Grundsatz selbstverständlich daran festgehalten werden, daß die Gesamtkapazität des arteriellen und venösen Gefäßgebietes gleichbleibt. Wesentlich ist aber, daß die Kapazität einzelner Organgebiete wechseln kann, und daß hierdurch z. B. Blutverschiebungen von Organen geringer Tätigkeit zu solchen erhöhter Tätigkeit stattfinden können, und daß vor allem Blutverlagerungen von der venösen in die arterielle Strombahn und umgekehrt vonstatten gehen können. Veränderungen der Kapazität können druckpassiv vor sich gehen, d. h. daß durch einfache Dehnung der elastischen Wand der Gefäße das Durchflußvolumen ein größeres wird. Den Hauptanteil an den Änderungen der Kapazität trägt in ganz vorwiegendem Maße das Gebiet der Capillaren und Venolen. In dieser Hinsicht sind Capillaren und Venolen funktionell nicht zu trennen, wenngleich den Venolen aus anatomischen Gründen (Spalteholz[34]) eine größere Speicherfunktion zukommt. Auch werden durch die Veränderungen des Querschnitts der mittleren Arterien und Arteriolen Schwankungen der Kapazität notwendigerweise erfolgen müssen, doch wird ihr Anteil gegenüber dem Capillargebiet stets sehr gering sein. Wir wissen durch die Untersuchungen von Ebbecke[3], Krogh[31], O. Müller[32] und deren Schüler, daß die Kapazitätsänderungen des Capillargebietes weniger druckpassiv erfolgen, sondern daß durch die autonome Versorgung der Capillaren große Capillargebiete geöffnet und geschlossen werden können, wodurch sekundär starke Änderungen der Blutfüllung einzelner Organe bedingt werden.

III. Erkennung und Beurteilung von Veränderungen des venösen Blutrückstroms, die durch Kapazitätsschwankungen einzelner Stromgebiete zustande kommen.

Wie können wir solche Kapazitätsänderungen einzelner Stromgebiete oder vielleicht besser gesagt solche Blutverlagerungen erkennen? Mit Hilfe der Capillarmikroskopie ist es uns am Menschen nur möglich, die Funktion der kleinsten Haargefäße im Gebiet der Haut oder des Auges zu erforschen. Es werden uns hierdurch sehr viele Einsichten möglich, die uns auch Rückschlüsse auf den Gesamtkreislauf erlauben, doch handelt es sich hierbei letzten Endes immer um die Beobachtung lokal begrenzter Vorgänge. Zur Erfassung von Veränderungen der Kapazität und der hierdurch bedingten Veränderungen der Größe des venösen Blutrückstroms müssen wir uns anderer Methoden bedienen.

1. Blutmobilisierung und echte Blutdepots.

Mit der Untersuchung von Kapazitätsänderungen im venösen Stromgebiet tritt die Frage nach den Blutdepots ganz in den Vordergrund. Verfügt der Mensch über Blutreservoire, die bei Mehrbedarf die notwendige Blutmenge ausschleußen? Wir haben in einer vorangegangenen Mitteilung* zu dieser Frage auf Grund eigener Experimente gesondert Stellung genommen und sind zu Ergebnissen gekommen, die unseres Ermessens für das Problem der Rolle der Blutdepots im Dienste der Kreislaufregulation beim Menschen einige Bedeutung haben. Die Frage nach dem Vorhandensein von Blutdepots und deren Größe

---

* Grosse-Brockhoff, F. u. W. Molineus: Untersuchungen über die Blutdepots des Menschen.

beim Menschen wurde mittels der CO-Methode zur Bestimmung der Erythrocytenmenge experimentell untersucht.

Dabei wurde gemäß den von Rein [35] zuletzt aufgestellten Forderungen nur solches Blut als echtes „Depotblut" bezeichnet, das tatsächlich für längere Zeit aus dem allgemeinen Kreislauf ausgeschaltet ist und nutritive Funktionen nicht mehr zu erfüllen hat.

Die Anwendung der CO-Methode zur Bestimmung der zirkulierenden Erythrocytenmenge erfordert nach unseren Untersuchungen im Gegensatz zu den Befunden amerikanischer Autoren* eine genaue Untersuchung des Abfalls der CO-Konzentration im Blut über längere Zeit nach Einatmung der üblichen CO-Mengen von 100 bis 120 ccm. Es zeigte sich hierbei, daß die CO-Konzentration in den ersten Minuten nach der CO-Aufnahme rasch abfällt und dann langsam und sehr gleichmäßig weiter sinkt. Der erste steile Abfall der Konzentration im Beginn der Kurve wird durch die Zumischung von noch nicht oder in geringerem Maße mit CO-beladenem, langsam zirkulierendem Blut zu dem in schneller Zirkulation befindlichen CO-reichen Blut verursacht. Das Unberücksichtigtbleiben des CO-Konzentrationsabfalls im Blut muß bei der Bestimmung der Erythrocytenmenge zu Fehlern führen, die besonders dann in Erscheinung treten werden, wenn an 2 verschiedenen Tagen eine Untersuchung erfolgt und Änderungen der Zirkulationsverhältnisse eingetreten sind. Hierdurch können experimentelle Eingriffe einer falschen Beurteilung anheimfallen. Bezüglich der sich hieraus ergebenden Konsequenzen für die in der Literatur vorliegenden Befunde verweisen wir auf die vorige Mitteilung. Es wird aus den oben angeführten Gründen empfohlen, bei der Erythrocytenmengenbestimmung mittels der CO-Methode statt einer einzigen Blutentnahme zu bestimmter Zeit nach Beginn der CO-Atmung mehrere Blutproben in einigem zeitlichen Abstand abzunehmen und aus der CO-Konzentrationskurve auf die CO-Konzentration in der nullten Minute zu schließen und mit diesem Wert die Erythrocytenmenge zu berechnen. Dieses Verfahren erscheint am zuverlässigsten und insbesondere für Vergleichsuntersuchungen unter pathologischen Verhältnissen geeignet. Gegenüber früheren Untersuchungen wurde von uns der Versuch gemacht, kurzdauernde Änderungen der zirkulierenden Erythrocytenmenge nicht durch Vergleichsuntersuchungen an 2 verschiedenen Tagen, sondern in einem einzigen Versuch zu erfassen. Dieses Vorgehen bietet vor allem den Vorteil völlig gleicher Versuchsbedingungen und der genauen Kenntnis des CO-Konzentrationsverlaufs im Blut.

Zur kritischen Prüfung dieses methodischen Vorgehens wurde zunächst durch Abbinden beider Beine ein künstliches Blutdepot geschaffen, nach CO-Atmung mehrere Blutproben zur Festlegung der CO-Konzentrationskurve abgenommen, dann die Drosselung des Blutzu- und -abstroms

---

* Literatur s. vorangegangene Mitteilung.

beendet und hiernach weitere Blutproben entnommen. Es zeigte sich, daß das CO-freie Blut aus den unteren Extremitäten bei seiner Wiedereinschaltung in die Zirkulation die CO-Konzentration im Blut um etwa 10% gesenkt hatte. Die in den beiden Beinen enthalten gewesene Erythrocytenmenge muß demnach 10% der zirkulierenden Erythrocytenmenge betragen haben.

Mit gleicher Versuchsanordnung wurde die Frage der Depotfunktion am Menschen bei schwerer körperlicher Arbeit untersucht. Die Untersuchungen ergaben eindeutig, daß bei schwerer körperlicher Arbeit echtes Depotblut in den allgemeinen Kreislauf eingeschaltet wird. Die Menge betrug bis zu 9% der zirkulierenden Erythrocytenmenge, was bei einer durchschnittlichen Blutkörperchenmenge von 2000 ccm 180 ccm Erythrocyten ausmacht.

An Stelle von Arbeit wurde bei gleicher Versuchsanordnung in einer Reihe von Versuchen eine Depotausschüttung durch Injektion von Veritol zu erreichen versucht. Auch hierbei war in mehreren Fällen eine echte Depotausschüttung festzustellen. Die höchste Zunahme der Erythrocytenmenge betrug 7,9%. Das Vorhandensein von echtem Depotblut beim Menschen konnte somit eindeutig bewiesen werden. Gleichzeitig konnte sein größenordnungsmäßiger Anteil an der Gesamtzirkulation bei verschieden hoher Beanspruchung ermittelt werden.

2. Blutmobilisierung und Lungengaswechsel.

Vergleicht man den von uns größenordnungsgemäß ermittelten Anteil des echten Depotbluts bei schwerer körperlicher Arbeit mit der Gesamtkreislaufreaktion, so erscheint er uns als Faktor für die Bereitstellung der notwendigen Blutreserven nicht zu vernachlässigen, aber doch relativ gering zu sein. Wir wissen, daß das Minutenvolumen in solchen Fällen das 5- bis 8fache des Ruhewertes betragen kann (Grollmann und Baumann [36], Christensen [37]) und müssen annehmen, daß ein großer Teil der dem Herzen vermehrt angebotenen Blutmenge nicht echtes Depotblut ist, sondern daß es sich hierbei um die Mobilisierung von Blut handelt, das vorher langsam zirkulierte und durch Capillarkonstriktion in nicht tätigen Organen dem Herzen zugetrieben wird. Hierauf wies schon der Anstieg des Hämatokritwertes hin, der prozentual höher war als dem Abfall der CO-Konzentrationskurve entsprach (s. Kapitel „Die Rolle der echten Blutdepots bei körperlicher Arbeit" der voraufgegangenen Mitteilung). Dieses Blut würde noch mit dem Depotbegriff von Eppinger [38] zusammenfallen, während wir im Interesse einer klaren Definition das Wort Depotblut hierfür nicht mehr anwenden möchten. Wie können wir einen solchen Mechanismus der Blutmobilisierung aus Gebieten verlangsamter Strömung beim Menschen erkennen?

Die Verfolgung des Hämatokrits allein genügt nicht, da solche Blutverschiebungen geringeren Ausmaßes auch ohne meßbare Änderungen des Hämatokritwertes vonstatten gehen können.

Hier erscheint die Methode der fortlaufenden Registrierung des Lungengaswechsels nach H. Rein[39] einige wichtige Erkenntnisse zu verschaffen. Die Methode hat den Vorzug, daß mit ihr der Gaswechsel der Lunge, d. h. —O_2% und CO_2% der Atmungsluft sowie die Atemtiefe zu jeder Zeit fortlaufend registriert und erfaßt werden. Selbst sehr kurzdauernde Änderungen des Lungengaswechsels von etwa 10—20 Sek. langer Dauer können mit Sicherheit quantitativ erfaßt werden. Ändert sich das Blutangebot an das rechte Herz durch eine Auspressung von Blut aus Capillaren und Venolen, so muß unter der Voraussetzung, daß die vermehrt angebotene Blutmenge vom Herzen bewältigt wird, eine Steigerung des Lungengaswechsels eintreten, die so lange anhält, als zur Oxydation des vermehrten Blutzuflusses notwendig ist. Diese Konsequenz ergibt sich einfach aus dem Fickschen Prinzip der Minutenvolumsbestimmung.

Es sei von vornherein darauf hingewiesen, daß es oft schwierig ist zu entscheiden, ob eine bestehende Steigerung des Lungengaswechsels durch einen erhöhten Zellstoffwechsel oder eine verstärkte Blutmobilisierung aus venösen Stromgebieten hervorgerufen wird. Doch bietet der Kurvenverlauf einige Charakteristika, die Rückschlüsse auf eine Blutmobilisierung zulassen.

Von Grosse-Brockhoff, Schoedel und Springorum[40] konnte nachgewiesen werden, daß die im Beginn körperlicher Arbeit auftretende Gaswechselsteigerung auf eine Mobilisierung von Blut zurückzuführen ist und nicht durch den bei der Arbeit erhöhten Stoffwechsel bedingt wird. Charakteristisch war bei diesen Untersuchungen, daß die Steigerung des Lungengaswechsels sicher eher eintrat, als sich der gesteigerte Stoffwechsel im Lungengaswechsel schon bemerkbar machen konnte. Brüner und Grosse-Brockhoff[41] konnten nämlich durch Abschnürungsversuche der arbeitenden Extremitäten den Nachweis erbringen, daß der Blutstrom aus den an der Arbeit beteiligten Muskelgruppen frühestens nach 20 Sekunden in die Lungenstrombahn gelangt. Die Steigerung des Lungengaswechsels bei körperlicher Arbeit setzt aber schon einige Sekunden nach dem Arbeitsbeginn ein (s. Abb. 1) und muß daher auf eine Blutmobilisierung aus der venösen Strombahn zurückgeführt werden, da auch die Veränderungen der Atemmittellage für diesen Effekt nicht verantwortlich gemacht werden können. Neben dieser sofort zu Beginn der körperlichen Arbeit eintretenden Gaswechselsteigerung wird in der Kurve (Abb. 1) noch ein weiteres Charakteristikum sichtbar, wie es durch eine Blutmobilisierung fast stets hervorgerufen wird. Sofort mit dem Arbeitsbeginn wird der respiratorische Quotient kleiner und erreicht Werte, wie sie stoffwechselmäßig nicht zu erklären sind. Vergleichen wir hiermit aber die auch von uns gefundenen Erhöhungen des Hämatokrits bei körperlicher Arbeit *, so kann man diese Erniedrigung des respiratorischen Quotienten wohl mit größter Wahrscheinlichkeit auf die Mobilisierung von erythrocytenreicherem und damit O_2-ärmerem Blut zurückführen. Solch erythrocytenreiches Blut kann aber sowohl aus echten Depots als auch venösen Stromgebieten mit langsamer Zirkulation stammen. Diese Unterscheidung ließe sich durch eine gleichzeitig durchgeführte Erythrocytenmengenbestimmung treffen, was bisher jedoch an zu großen technischen Schwierigkeiten scheiterte. M. Schneider, H. Brünn und J. Frey stellten in tierexperimentellen

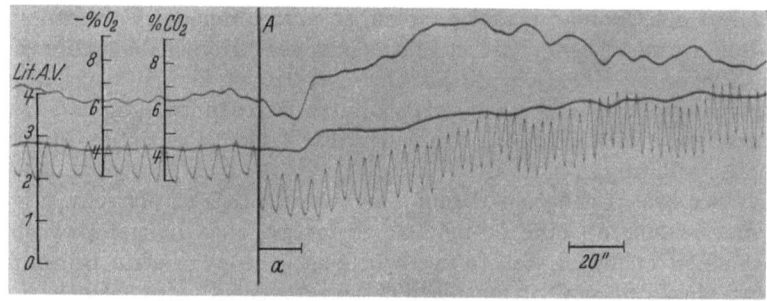

Abb. 1. Aus *Grosse-Brockhoff-Schoedel* und *Springorum:* „Atmung und Gaswechsel im Anfangsstadium körperlicher Arbeit." Pflügers Arch. **238** (1936). Oberste Kurve: — $\%O_2$ der Ausatmungsluft. Darunter $CO_2\%$ der Ausatmungsluft. Unterste Kurve Spirogramm.

Untersuchungen mittels der fortlaufenden Registrierung des Lungengaswechsels bei passivem Lagewechsel der Versuchstiere Schwankungen des Lungengaswechsels fest, die sie auf Änderungen der Blutverteilung und des Minutenvolumens beziehen konnten.

Die Anwendung der Reinschen Methode zur Erfassung einer Blutmobilisierung im Gebiet der venösen Strombahn erscheint vor allem für pharmakologische Prüfungen kreislaufwirksamer Substanzen angezeigt. Meist verlaufen solche Reaktionen im Venengebiet sehr schnell und sind daher mit anderen Methoden nicht zu erfassen.

Die Abb. 2 zeigt die Originalkurve eines Sympatolversuches bei einem Patienten mit essentieller Hypotonie. In der Abbildung wurde zunächst der Ruhegaswechsel registriert. Bei dem Lichtzeichen A wurde die Injektionsnadel in die Vene eingestochen. Es erfolgt hierauf eine geringe Stoffwechselerhöhung, die durch den Schmerzeffekt bedingt ist. Dann erfolgte eine Injektion mit physiologischer Kochsalzlösung, bis der normale Ruhestoffwechsel wieder vollkommen erreicht ist. Hierauf wurden 30 mg Sympatol langsam durch dieselbe Kanüle in die Vene injiziert (Lichtzeichen B—C). Nach einer Latenzzeit von 10—15 Sek.

---

* Vgl. F. Grosse-Brockhoff u. W. Molineus: Untersuchungen über die Blutdepots des Menschen.

erfolgt ein deutlicher Anstieg der —O_2% und CO_2% mit einer gleichzeitigen erheblichen Steigerung des Atemvolumens. Wesentlich und charakteristisch ist das plötzliche und schubweise Auftreten der Oxydationssteigerung, die nur eine Minute dauert. Solche kurzdauernden Oxydationssteigerungen wird man nicht anders als durch einen erhöhten Zustrom venösen Blutes aus der venösen Strombahn erklären können.

Zu dieser Annahme sind wir aus mehrfachen Gründen berechtigt. So konnte Rein [43] in seinen Tierversuchen nachweisen, daß eine solche Steigerung des Lungengaswechsels nach adrenalinartigen Substanzen (Veritol) zeitlich mit der mittels Stromuhrmessung festgestellten Blutmobilisierung übereinstimmt. Weiterhin kann nach den Untersuchungen von Brüner und Grosse-Brockhoff [41] eine echte Stoffwechselsteigerung durch erhöhte Oxydationsprozesse in den Zellen in einer Latenzzeit von 10—15 Sek. im Lungengaswechsel noch nicht in Erscheinung treten. Auch zeigt eine solche echte Stoffwechselsteigerung ein anderes Verlaufsbild. Die evtl. eintretende Oxydationssteigerung im Herzmuskel ist zu gering, um in Erscheinung zu treten. Ebenso müßte man folgerichtig erwarten, daß bei einer durch die injizierte Substanz ausgelösten allgemeinen Stoffwechselsteigerung die Erhöhung des Lungengaswechsels auch zeitlich mit der allgemeinen Kreislaufreaktion übereinstimmen müßte.

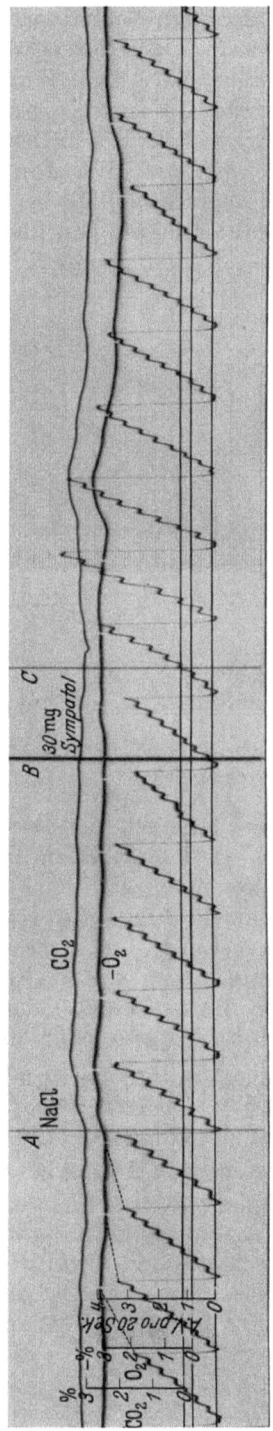

Abb. 2. Das Verhalten des Lungengaswechsels nach Sympatol. Unterste Kurve: Aufzeichnung des Atemvolumens stufenförmig aneinandergereiht die einzelnen Atemzüge. 1 cm Ordinate 1 Liter. Alle 20 Sek. beginnt die Aufzeichnung wieder von der Nullinie aus. Somit auch Aufzeichnung des pro 20 Sek. verbrauchten Luftvolumens. Darüber automatisch analysiert und aufgezeichnet die Zusammensetzung der Ausatmungsluft. Durch die Latenzzeit der Analysenapparatur hinken die Analysenkurven der Ausatmungsluft (beide oberen Kurven) um einen bestimmten Betrag hinter der Atemvolumschreibung her. Zeitliche Zuordnung der Kurven durch gestrichelte Linien angedeutet. Die CO_2-Analyse zeigt direkt die CO_2% der Ausatmungsluft (1 cm Ordinate —1%), die O_2-Analyse aber die prozentuale Verarmung der Ausatmungsluft an O_2 gegenüber Frischluft (1 cm Ordinate = 1%).

Die Kreislaufänderungen überdauern aber den Gaswechseleffekt stets um ein Mehrfaches, wie aus den später zu demonstrierenden Versuchen eindeutig hervorgeht (s. Abb. 7 und Abb. 22).

Die folgende Abb. 3 zeigt die quantitative Auswertung des Sympatolversuchs der Originalkurve 2. Der Ruhestoffwechsel weist die von Grosse-Brockhoff und Watson [44] beschriebenen Spontanschwankungen des O_2-Verbrauchs auf, die bei dieser V.P. um $+6{,}8\%$ und $-6{,}5\%$ vom Mittelwert abweichen. Beim Einstich der Nadel in die Vene (Lichtzeichen A in der Originalkurve) kommt es zu einer kurzdauernden Steigerung im Lungengaswechsel. Solche Schmerzeffekte sind meist von einem kurzdauernden Steigerungseffekt im

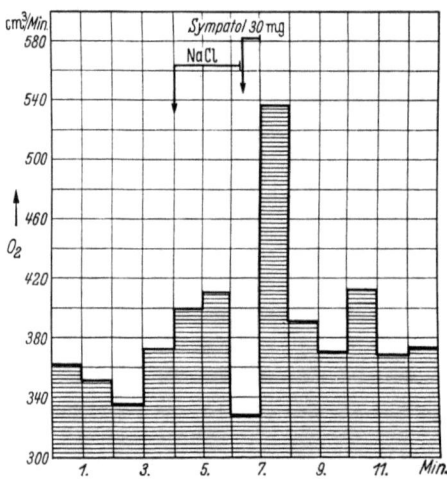

Abb. 3. Das Verhalten des Lungengaswechsels nach Sympatol.

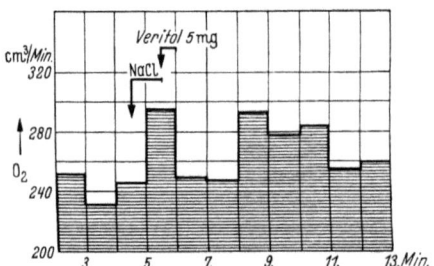

Abb. 4. Das Verhalten des Lungengaswechsels nach Veritol.

Lungengaswechsel begleitet, für dessen Zustandekommen wohl die veränderte Atmung wie kurzdauernde Hyperventilation und Änderung der Atemmittellage verantwortlich zu machen sind. Während der NaCl-Injektion wird der normale Ruhestoffwechsel wieder erreicht. Die durch das Sympatol hervorgerufene Gaswechselsteigerung überragt die Höhe der spontanen Schwankungen des O_2-Verbrauchs um ein Vielfaches. Es kommt zu einem Anstieg des O_2-Verbrauchs von 45%. Charakteristisch ist dabei, daß dieser Vorgang nach einer Minute abgeklungen ist.

Auch erhielten wir für andere adrenalinartige Substanzen ähnliche Reaktionen. Dabei sind in der Gaswechselkurve charakteristische Unterschiede für die einzelnen Substanzen zu erkennen.

In der obenstehenden Abb. 4 ist die quantitative Auswertung eines Versuchs an der gleichen V.P., an der auch der oben demonstrierte Sympatolversuch durchgeführt wurde, wiedergegeben, doch wurde in diesem Versuch statt des Sympatols eine intravenöse Injektion von Veritol verabfolgt. Auch hier ist nach dem Einstich der Injektionskanüle wieder der Schmerzeffekt an einer kurdauernden Gaswechselsteigerung kenntlich. Während beim Sympatol der Gaswechselanstieg fast unmittelbar im Anschluß an die Injektion erfolgt, bleibt im Veritolversuch der Gaswechsel noch etwa 2 Min. nach der intravenösen Verabfolgung auf dem Ruhewert. Dann setzt erst eine Erhöhung des O_2-Verbrauchs ein, die nicht schon nach 1 Min. abgeklungen ist, sondern 3 Min. andauert. Die Gesamtsteigerung des O_2-Verbrauchs gegenüber dem Mittelwert ist etwas kleiner als beim Sympatol und beträgt 38,5%. Die Reaktion war in diesem Versuch nicht so besonders eindrucksvoll, weswegen wir noch den Ablauf eines solchen Veritolversuchs an einer anderen V.P. demonstrieren möchten, bei der auch schon die Originalkurve des Lungengaswechsels die charakteristischen Zeichen der Blutmobilisierung nach Veritol deutlich erkennen läßt. Die Injektion des Veritols erfolgte bei dem Lichtzeichen B in Abb. 5. Für eine Zeit von 2 Min. bleibt der Gaswechsel noch unverändert. Dann steigt die prozentuale Ausnutzung der O_2- und CO_2-Kurve sowie das Atemvolumen deutlich an. Vergleicht man hiermit die Originalkurve des Sympatolversuchs, so ist der Unterschied zwischen der Wirkungsweise beider Substanzen deutlich. Gegenüber dem Sympatol ist die Reaktion beim Veritol insgesamt verzögert. Auch beim Veritol kommt es zu einer schubartigen Steigerung des Lungengaswechsels, die aber später einsetzt und länger dauert.

Diese Versuche zeigen uns, daß diese Methode uns auch gute Einblicke in die zeitlichen Verhältnisse der Blutmobilisierung bei den einzelnen Pharmaka verschafft.

Bei dieser V.P. wurden drei Veritolversuche angestellt, einmal wurden

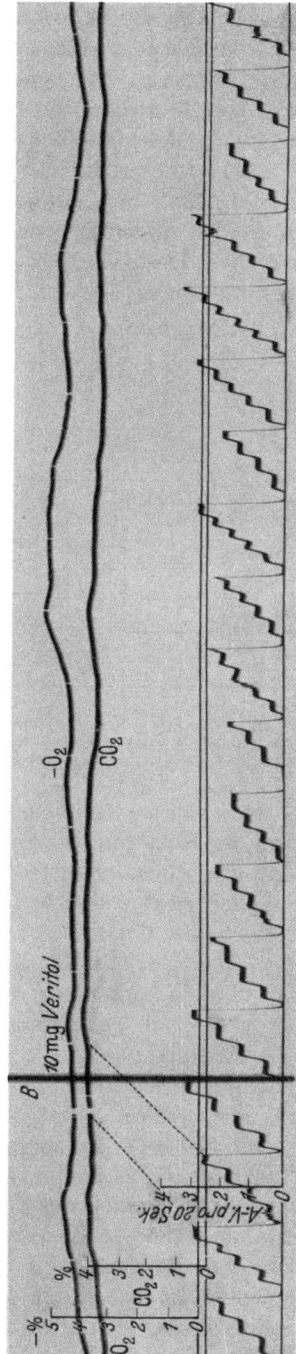

Abb. 5. Originalkurve: Das Verhalten des Lungengaswechsels nach Veritol. Nähere Erklärungen der Originalkurve siehe Abb. 2.

10 mg, am nächsten Tage 5 mg und im dritten Versuch nochmals 5 mg unter vorhergehender Atropinisierung mit 1 mg Atropinum sulfuricum subcutan injiziert. Die quantitative Auswertung der drei Versuche gibt die Abb. 6 wieder. Es geht daraus hervor, daß mit stärkerer Dosierung auch der Gaswechseleffekt ungefähr proportional ansteigt. Weiterhin zeigt es sich, daß nach vorheriger Atropinisierung die Gaswechselsteigerung und damit die Blutentspeicherung eher einsetzt als in den beiden anderen Versuchen und im Verhältnis zum Versuch 2 mit gleicher Dosierung, aber ohne vorherige Atropinisierung, etwas stärker ist. Dieser Befund steht in guter Übereinstimmung mit den Untersuchungen der Kreislaufreaktionen im arteriellen Stromgebiet bei Verabfolgung adrenalinartiger Substanzen mit und ohne vorangegangene Atropinisierung (Grosse-Brockhoff und Kaldenberg[45]). Auch in diesen Versuchen zeigte sich ein deutlich schnelleres und stärkeres Ansteigen des Blutdrucks nach Veritol, Sympatol und Ephedrin, wenn die V.P. vorher atropinisiert worden war.

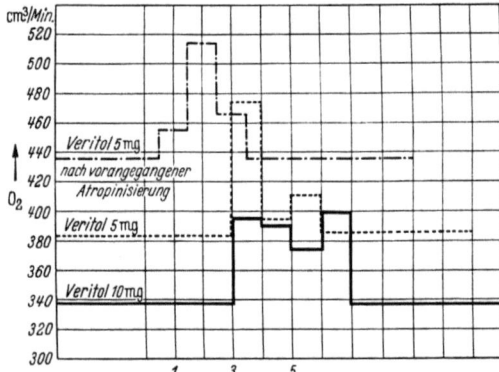

Abb. 6. Das Verhalten des Lungengaswechsels nach Veritol bei verschiedener Dosierung mit und ohne Atropinisierung.

Es ist noch zu erwähnen, daß in vielen Fällen als ein Charakteristikum der Reaktion eine Erniedrigung des respiratorischen Quotienten während der Gaswechselsteigerung einsetzte. Ein solcher Effekt wird z. B. in der Abb. 5 deutlich. Ein echter Stoffwechseleffekt würde für dieses Verhalten des respiratorischen Quotienten keine Erklärung bieten können. Dagegen stimmt diese Feststellung wieder sehr gut mit dem Befund überein, daß auch der Hämatokrit als Zeichen eines an Erythrocyten reicher gewordenen Armvenenblutes ansteigt (s. vorangegangene Mitteilung).

Schwierigkeiten bereitet die Auswertung solcher Gaswechselsteigerungen, sofern man damit die mobilisierte Blutmenge quantitativ erfassen will. Würde die arterio-venöse Differenz während des Ablaufs der Reaktion gleichbleiben, so wäre nach dem Fickschen Prinzip die prozentuale Steigerung des Lungengaswechsels gleichzusetzen der durch den erhöhten venösen Zustrom stattgefundenen prozentualen Steigerung des Minutenvolumens. Wir müssen aber annehmen, daß die arteriovenöse Differenz des Blutes der rechten Kammer bei solchen Kreislaufreaktionen größer wird, da das mobilisierte Blut aus Gebieten mit langsamer Stromgeschwindigkeit stammt und daher einen hohen Ausnutzungsgrad besitzt. Dementsprechend muß der Anteil der Erhöhung des venösen Blutangebots geringer sein, als es der prozentualen Gaswechselsteigerung entspricht. Leider ist es uns nicht möglich, die arterio-venöse Differenz am Menschen experimentell zu bestimmen, da eine Punktion des rechten Ventrikels, wie sie zur Prüfung der Bestimmung des Minutenvolumens mit dem Acetylenverfahren von Baumann[36] vorgenommen wurde, doch zu eingreifend und auch zu gefahrvoll erscheint. Somit besteht ein Mangel der Methode darin, daß eine genaue quantitative Auswertung der Gaswechselsteigerung zur Berechnung des vermehrten Blutzustroms zum Herzen nicht möglich ist. Zwar wird die Größe der Gaswechselsteigerung der Vermehrung des Blutzustroms parallel verlaufen; ein genaues und quantitativ verwertbares Resultat erhalten wir aber nicht. Vor allem ist bei pathologischen Zuständen wie im Kollaps oder bei der Herzinsuffizienz zu berücksichtigen, daß das Blut infolge der verlangsamten Blutströmung besonders stark ausgenützt ist und als Folge hiervon bei einer Blutmobilisierung eine stärkere Steigerung des Lungengaswechsels resultieren wird als normalerweise. Auch ist die Anwendung der Methode noch dadurch manchmal eingeschränkt, daß bei einigen Versuchspersonen starke Spontanschwankungen des CO_2-Verbrauchs vorkommen. So können bei einigen Versuchspersonen mit wenig empfindlichem Atemzentrum die Schwankungen des O_2-Verbrauchs so ausgeprägt sein, daß die eigentliche Reaktion überdeckt wird und daher nicht mehr auswertbar ist. In solchen Fällen aber, in denen die oben genannten Voraussetzungen erfüllt sind, bietet uns die Methode eine Möglichkeit, solche Blutmobilisierung im venösen Stromgebiet zu erkennen und die Stärke der Reaktion annähernd zu bemessen.

In der Tabelle 2 sind eine Reihe von Fällen, in denen das Verhalten des Lungengaswechsels nach Veritol oder Sympatol verfolgt wurde, zusammengestellt. Dabei wurde die Steigerung des Lungengaswechsels in Prozenten des Ruhedurchschnittswertes angegeben. Hierbei unterläuft aber der schon genannte Fehler, der durch die Nichtberücksichtigung der spontanen Schwankungen des O_2-Verbrauchs zustande kommt. Es wurden daher die höchsten und niedrigsten minutlichen Abweichungen des O_2-Verbrauchs in der Ruhe mitangegeben. Man sieht aber aus den Zahlen der Tabelle, daß der Veritol- oder Sympatoleffekt auf den Lungengaswechsel in den meisten Fällen so hoch ist, daß demgegenüber die Spontanschwankungen des O_2-Verbrauchs in den meisten Fällen eine geringe Rolle spielen.

Einen besonderen Hinweis verdient das Verhalten des Lungengaswechsels nach Veritol bei zwei V.P., von denen eine an perniciöser Anämie, die andere an aplastischer Anämie erkrankt war (s. Fall 14 und Fall 15 der Tabelle 2). In beiden Fällen war bei der Untersuchung

Tabelle 2.

Nr.	V.P.	Minutlicher O₂-Verbrauch in Ruhe ccm	Injektion mg	O₂-Verbrauchs-steigerung %	Beginn der Reaktion nach Min.	Ende der Reaktion nach Min.	Höchste Abweichung des O₂-Verbrauchs vom Mittelwert in % des Ruhegaswechsels nach oben	nach unten	Klinische Bemerkungen
1	N.	390	Veritol 10	62,5	3	4	+ 9,3	— 5,6	Gesund
2	L.	329	Veritol 8	35,8	2	2	+ 8,8	—12	Gesund
3	K.	325	Veritol 6	71,5	3	3	+12,3	—16,9	Gesund
4	M.	330	Veritol 5	27,2	1	2	+14,9	— 7	Gesund
5	G.	255,4	Veritol 5	38,5	3	3	+ 6,5	—19,5	Hypotonie R.R.: 90/45 mm Hg
6	Gr. Br.	380	Veritol 5	35,8	2	3	+ 2,6	—12	Gesund
7	K.	364	Veritol 5	27,5	3	2	+14,1	— 9,8	Gesund
8	N.	384	Veritol 5	28,4	3	2	+ 7	—18,8	
9	N.	435	Veritol 5	38,8	1	2	+ 9,2	— 7,3	Gesund, ½ Std. vorher 1 mg Atrop. sulf. subc.
10	M.	255	Veritol 5	41	1½	2	+ 6,4	— 8,5	Dekompensierte Mitralinsuffizienz + Stenose
11		342	Veritol 5	—	—	—	+ 5,9	— 8,6	Hypotonie
12	G.	370	Sympatol 30	45	1	1	+ 6,8	— 6,5	Hypotonie R.R.: 90/45 mm Hg
13	Th.	375	Sympatol 30	55,1	1	3	+17	—19,2	Gesund
14	W.	342	Veritol 5	15,4	3	1	+11	—11,8	Aplastische Anämie
15	R.	299	Veritol 5	15,2	1	1	+10	— 8,9	Anaemia perniciosa

noch eine deutliche Anämie vorhanden. Beide Male liegt die O_2-Verbrauchssteigerung nach Veritol nur wenig über der höchsten Abweichung der Spontanschwankungen. Man darf annehmen, daß es bei dem Vorliegen einer Anämie gar nicht zu einer Blutmobilisierung kommt, da die normalerweise vorhandenen Blutreserven schon entspeichert sind. Würde aber das Veritol eine echte Stoffwechselwirkung hervorrufen, so müßte dieser auch bei anämischen V.P. gleichermaßen in Erscheinung treten. Diese Versuche sind uns daher ein weiterer ergänzender Hinweis auf die Richtigkeit der Annahme, daß die von uns beobachteten schubweise auftretenden Gaswechselsteigerungen nach Veritol auf eine Blutentspeicherung im venösen Stromgebiet zurückzuführen sind.

Während wir bei den Blutmengenuntersuchungen nur in etwa der Hälfte der untersuchten Fälle nach Veritol eine Mobilisierung echten Depotbluts fanden*, wiesen unsere Gaswechseluntersuchungen nach Sympatol und Veritol außer Fall 11 der Tabelle 2, stets eine deutlich meßbare Steigerung des Lungengaswechsels auf. Hiermit erfassen wir ja nicht nur

---
* Vgl. die Ergebnisse der vorangegangenen Mitteilung.

Die Beurteilung des venösen Blutrückstroms zum Herzen beim Menschen. 529

echtes Depotblut, sondern jede Vermehrung des venösen Zustroms zum Herzen durch Auspressen vorher langsam zirkulierenden Blutes muß eine solche Steigerung des Lungengaswechsels hervorrufen. Es ergibt sich hieraus die Notwendigkeit einer strengen Scheidung von Blutmobilisationen, die durch Ausschüttung echten Depots zu einer Vergrößerung der zirkulierenden Blutmenge führen und solchen, bei denen durch Auspressen von Capillaren und Venolen dem Herzen eine größere Blutmenge zugetrieben wird. Dieser letztere Mechanismus der

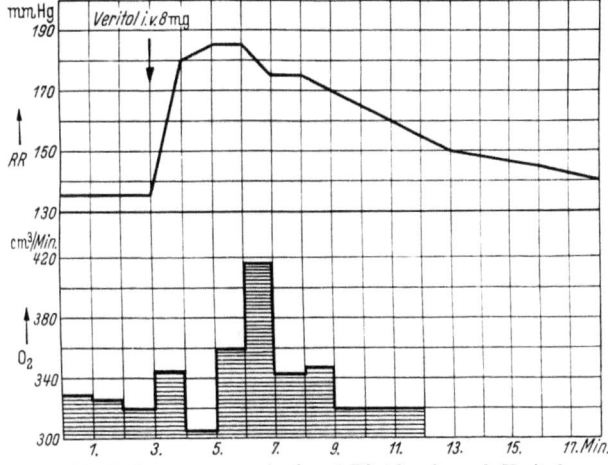

Abb. 7. Lungengaswechsel und Blutdruck nach Veritol.

Blutentspeicherung kann aber ohne eine direkte Vermehrung der zirkulierenden Blutmenge eingeschaltet werden, muß aber infolge der Vemehrung des Minutenvolumens durch Steigerung des venösen Angebotes in einer Steigerung des Lungengaswechsels in Erscheinung treten. Es ist daher nicht angängig, aus dem Fehlen einer Steigerung der zirkulierenden Blutmenge zu schließen, daß ein Entspeicherungsmechanismus im venösen Stromgebiet nicht stattgefunden habe, wie dies z. B. von Schneider und Köpp [46] aus vergleichenden Blutmengenbestimmungen nach Veritol gefolgert wird. Die Bestimmung der zirkulierenden Blutmenge allein ist kein genügender Indikator für die Beurteilung von Kreislaufreaktionen im venösen Stromgebiet. Das völlige Fehlen einer Gaswechselsteigerung bei pharmakologischen Prüfungen kreislaufaktiver Stoffe beweist uns aber, daß eine Blutmobilisierung im venösen Stromgebiet nicht stattgefunden hat. Damit ist die Methode des Lungengaswechsels ein zuverlässiger Gradmesser für solche Entspeicherungsmechanismen im Venengebiet.

In der gleichzeitigen Messung des Lungengaswechsels und des arteriellen Blutdrucks sehen wir aber noch eine Möglichkeit, auch über den Angriffspunkt kreislaufwirksamer Substanzen einige Aufschlüsse

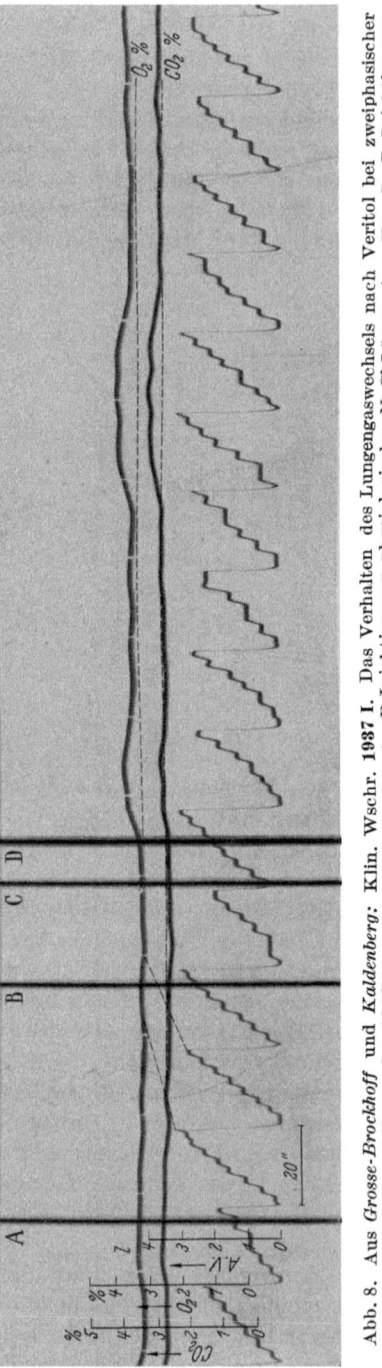

Abb. 8. Aus *Grosse-Brockhoff* und *Kaldenberg*: Klin. Wschr. 1937 I. Das Verhalten des Lungengaswechsels nach Veritol bei zweiphasischer Reaktion. Nähere Erklärung der Abbildung siehe Abb. 2. Von A—B-Injektion von physiologischer NaCl-Lösung i.v. Von C—D Injektion von 5 mg Veritol in dieselbe Kanüle. Das Lichtzeichen bei C ist um 15 Sek. zu spät erfolgt.

zu erhalten. So wurden im Versuch der Abb. 7 die Änderungen des Lungengaswechsels und des Blutdrucks aufgezeichnet. Es kann aus diesem Versuch, in dem eine Erhöhung des arteriellen Blutdrucks schon festgestellt wird, bevor das mobilisierte Blut in die arterielle Strombahn gelangt sein kann, geschlossen werden, daß nach Veritol beim Menschen eine Tonuserhöhung im arteriellen Stromgebiet eintritt, ehe die Steigerung des Minutenvolumens durch die Erhöhung des venösen Blutangebotes an das Herz eingesetzt hat. Hierbei ist natürlich zu berücksichtigen, daß die angewandte Dosis relativ hoch ist.

Auf die Analyse solcher Kreislaufreaktionen soll bei der Besprechung des Kreislaufminutenvolumens näher eingegangen werden. Es soll aber noch ein Versuch gezeigt werden, der nach Veritol eine Zweiphasigkeit der Reaktion sowohl im venösen als auch im arteriellen Stromgebiet zu erkennen gibt. In der Originalkurve (Abb. 8) ist schon unmittelbar nach der Veritolinjektion (etwa 10 Sek.) ein kurzdauernder Anstieg von $-O_2\%$ und $CO_2\%$ und Atemvolumen zu erkennen. Danach kehrt der Gaswechsel für eine Minute zum Ruhewert zurück, worauf erneut eine Oxydationssteigerung erfolgt, die etwa eine Minute anhält. Die Verfolgung des arteriellen Blutdrucks bei einer solchen V.P. mit dieser zweiphasischen Reaktion (s. Abb. 9) läßt

Die Beurteilung des venösen Blutrückstroms zum Herzen beim Menschen. 531

erkennen, daß der erste Gipfel der Reaktion mit der ersten kurzdauernden Gaswechselsteigerung zusammenfälllt und daß der zweiten Gaswechselerhöhung ein nochmaliger erneuter Blutdruckanstieg nachfolgt.

Der Vergleich zwischen arterieller Blutdruckreaktion und dem Verlauf des Gaswechsels bei den Veritol- und Sympatolversuchen zeigt auch in zeitlicher Beziehung gewisse Merkmale, die für die Wirkung der Substanzen im arteriellen und venösen Stromgebiet in ihrer zeitlichen Aufeinanderfolge charakteristisch sind. Analog dem sofortigen Ansteigen des Gaswechsels beim Sympatol steigt auch der Blutdruck schon nach einer halben bis einer Minute auf den höchsten Punkt (s. Abb. 10), während analog der späteren Gaswechselsteigerung beim Veritol auch der Blutdruck meist erst nach 2—3 Min. seinen höchsten Gipfel erreicht

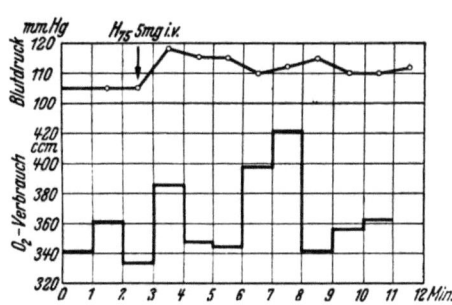

Abb. 9. Aus *Grosse-Brockhoff* und *Kaldenberg*: Klin. Wschr. **1937** I. Lungengaswechsel und Blutdruck bei zweiphasischer Reaktion.

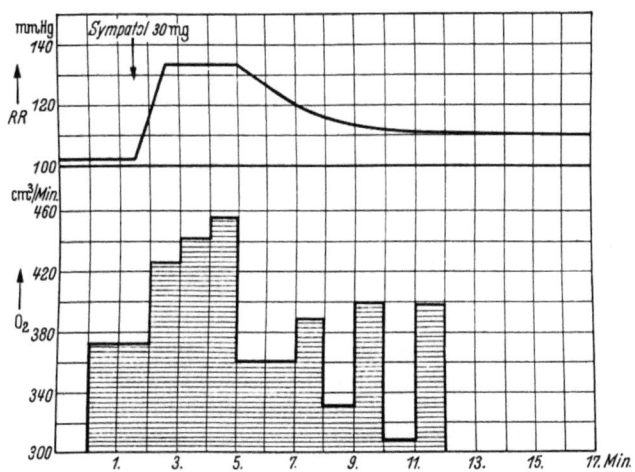

Abb. 10. Lungengaswechsel und Blutdruck nach Sympatol.

(s. Abb. 7). Diese Feststellungen konnten an zahlreichen Vergleichsuntersuchungen festgestellt werden.

Somit erscheint auch die gleichzeitige Messung von Gaswechsel und Blutdruck für die Analyse der Kreislaufreaktionen im arteriellen und venösen Stromgebiet einige wichtige Einsichten zu bieten.

3. Blutmobilisierung und zentraler Venendruck.

a) **Bei leistungsfähigem Herzen.** Mit dem Problem des venösen Blutrückstroms zum Herzen steht die Frage nach den Druckverhältnissen im venösen Stromgebiet in engstem Zusammenhang. Über die Druckverhältnisse in der venösen Strombahn können wir beim Menschen nur an zwei Stellen Auskunft erhalten. Durch die Methode von Landis ist es möglich, den Druck in den Capillaren und Venolen getrennt zu messen. Allerdings liefert die Methode nur annähernd genaue Werte, auch kann sie nur an der Nagelfalx angewandt werden. Wir haben eingangs schon darauf hingewiesen, daß wir hierdurch nur über lokale Druckveränderungen Aufschluß erhalten können.

Den zentralen Venendruck können wir mit Hilfe der blutigen Methode nach Moritz und Tabora [3] annähernd genau bestimmen. Die Größe des zentralen Venendrucks resultiert aus dem negativen Intrathorakaldruck und dem auf dieses Niveau bezogenen effektiven Innendruck der herznahen Venen. Auf die Bedeutung des Intrathorakaldrucks für den zentralen Venendruck wurde besonders von Donders [10], Henderson und Barringer [47] sowie Piper [48] hingewiesen. Klinisch wurden diese Beziehungen von Intrathorakaldruck und zentralem Venendruck zuerst von Kroetz [20] genauer untersucht, der hervorhebt, daß wir „klinisch nur jenen Teil des effektiven Füllungsdruckes bestimmen, der aus dem Tal des negativen Donderschen Druckes herausragt". Bei allen Venendruckmessungen am Menschen ist natürlich ebenfalls zu berücksichtigen, daß wir nicht unmittelbar den Vorhofdruck messen sondern daß wir „einen ziemlich nahe über dem Enddruck befindlichen Punkt bestimmen, auf den sich aber Änderungen des Enddruckes fast in vollem Ausmuß übertragen. Immerhin bleibt zu berücksichtigen, daß der Intrathorakaldruck, der Widerstand von der Cubitalvene bis zum Herzen und die Verhältnisse stromaufwärts von der Cubitalis mit in Rechnung zu ziehen sind" (Pogany [49]). Ein ausführliches Referat über den Venendruck und seine klinische Bedeutung wurde 1931 von Pogany [49] erstattet. Hier können wir nur zu der Frage Stellung nehmen, inwieweit Änderungen im venösen Rückfluß sich dem zentralen Venendruck mitteilen. Läßt man zunächst den Einfluß des Herzens auf den Venendruck außer acht, so muß der Druck in der venösen Strombahn abhängig sein von der Kapazität, der Wandelastizität und dem Füllungsgrad. Die physikalischen Zusammenhänge dieser Faktoren wurden unter Zugrundelegung eines zylindrischen Modells von Moritz und Tabora [3] auf folgende Formel gebracht $P = \sqrt{\frac{f}{h \cdot d^2}}$, wobei P = Blutdruck im Gefäß, f = absolute Füllung, h = Kapazität und d = Dehnbarkeit der Wandung ist. Der Druck ist also direkt proportional der Quadratwurzel aus absoluter Füllung und umgekehrt proportional der Quadratwurzel aus der Kapazität, sowie umgekehrt proportional der

Dehnbarkeit der Wandung. Diese Formulierung gilt selbstverständlich nur für das physikalische Modell. Schon Moritz und Tabora [3] weisen darauf hin, daß die Veränderungen dieser Faktoren unter den tatsächlichen Verhältnissen des Kreislaufs nicht immer unabhängig voneinander sind. So können Tonusänderungen der Venenwand Druckänderungen hervorrufen, ohne daß eine Inhaltsänderung eingetreten wäre. Außerdem kann der Inhalt der Venen dadurch starken Änderungen unterworfen sein, daß sich die Form der Venen von der abgeplatteten bis zur kreisrunden Form und umgekehrt ändert, ohne daß hierbei der Druck in stärkerem Grade verändert wird. Die Untersuchungen von Hochrein und Singer [50] zeigen andererseits, daß eine weitere Füllung der Venen bei schon vorher vorhandener kreisrunder Form starke Drucksteigerungen hervorruft und daß die Dehnbarkeit der Venenwände an sich gering ist. Es sind also vorwiegend Formänderungen der Venen, durch die die stärksten Inhaltsschwankungen bewerkstelligt werden und die mit geringer Dehnung und daher geringen Druckänderungen einhergehen können. Wesentlich für die Beurteilung des Venendrucks ist fernerhin, daß zwischen Arterien- und Venensystem das Herz als Pumpe gelagert ist, und daß hierdurch die Füllung des Venensystems wesentlich davon abhängen wird, wieviel Blut das Herz aufzunehmen und zu fördern vermag.

Für die Frage der Druckänderungen im venösen Stromgebiet bei Änderungen des venösen Blutrückstroms erscheint die fortlaufende Messung des Venendrucks bei Verabreichung adrenalinartiger Substanzen geeignet.

Über das Adrenalin liegen in der Literatur eine Reihe von Beobachtungen am Menschen vor. Dragonescu und Liou [51], Arnoldi [24], Payant und Giraut [52], Rosenow [53] und von den Velden [54] fanden nach Adrenalin eine deutliche Steigerung des Venendrucks. Nach der Ansicht von von den Velden [54] entsprechen Schwankungen der Gefäßfüllung proportionalen Änderungen des Drucks, die allerdings infolge des nicht prall gefüllten Zustandes der Vene relativ klein sind und mit sehr empfindlichen Methoden registriert werden müssen.

Wir selbst haben zunächst an einer Reihe von normalen Versuchspersonen Venendruckmessungen unter der Einwirkung von Veritol und Sympatol vorgenommen. Diese Untersuchungen wurden mit dem Ziel unternommen, die Beziehungen des Venendrucks zur Blutmobilisierung, zum arteriellen Druck und zur Pulsfrequenz zu untersuchen. Soweit hierüber schon genügend gesicherte Unterlagen gewonnen werden konnten, wird bei der Besprechung der einzelnen Fragestellungen näher darauf eingegangen.

Abb. 11 zeigt den Ablauf der von uns zumeist gefundenen Venendruckreaktion nach Veritol bei gesunden V.P. mit voll leistungsfähigem

Herzen. Zum Vergleich ist der arterielle Druckverlauf und das Verhalten der Pulsfrequenz in den Abbildungen miteingezeichnet. In der Abb. 11 beginnt eine Minute nach der Injektion von 10 mg Veritol i. v. der Anstieg des Venendrucks, der aber erst in der 5. Minute seinen höchsten Gipfel erreicht. Im Vergleich dazu ist der arterielle Druckanstieg steiler und schon in der 2. Minute auf dem höchsten Punkt angelangt. Während der arterielle Druck schon wieder absinkt, steigt der venöse Druck noch weiter an. Diese Verlaufsform der Reaktion war die häufigste. Die Drucksteigerung im venösen System wird man auf eine Tonuszunahme und eine damit einhergehende Auspressung von Blut aus Capillaren und Venolen in die großen Venen beziehen können. Daß eine Tonuszunahme im Gebiet der Capillaren und Venolen nicht zu einer Rückflußverminderung führt, wie dies früher von Henderson[26] angenommen wurde, sondern im Gegenteil den venösen Rückstrom steigert, konnte von Gollwitzer-Meier[55] bewiesen werden. Außerdem wurde diese Blutmobilisierung nach Veritol und Sympatol durch die Methode der fortlaufenden Registrierung des Lungengaswechsels von uns indirekt unter Beweis gestellt. Inwieweit die Änderung des arteriellen Drucks rückwirkend an der Venendrucksteigerung beteiligt sein kann, soll nachfolgend noch besprochen werden.

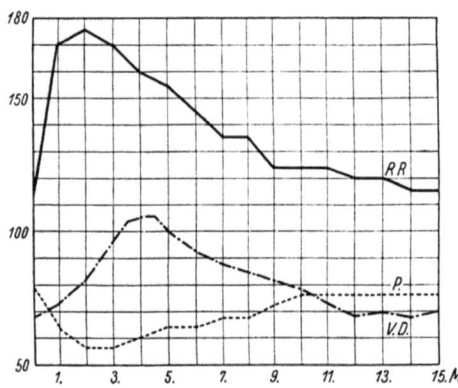

Abb. 11. Venendruck, Blutdruck und Pulsfrequenz nach intravenöser Injektion von 10 mg Veritol. RR in mm Hg, VD in mm H_2O.

Die gegenüber dem arteriellen Druck verspätet einsetzende Venendrucksteigerung nach Veritol steht mit den tierexperimentellen Ergebnissen von Gollwitzer-Meier und Kroetz[56] in Übereinstimmung, die fanden, daß die Reaktionen im venösen Stromgebiet nach Veritol später einsetzen als in der arteriellen Strombahn. Man muß aber bei solchen Kreislaufreaktionen daran denken, daß es auch bei gesundem und leistungsfähigem Herzen einige Zeit dauern kann, bis das Herz seine Umstellung auf den erhöhten venösen Zustrom, den es gegen einen erhöhten arteriellen Druck bewältigen muß, vollzogen hat. So konnte Gollwitzer-Meier[57] im Tierexperiment zeigen, daß sich nach Adrenalin das Herz erst allmählich dem erhöhten venösen Rückstrom anpaßt, daß aber andererseits das Herzminutenvolumen schon ansteigt, wenn der Druck in der Vena cava noch erhöht ist. Sie fordert deshalb zur Beurteilung des venösen Blutrückstroms die Messung des Minutenvolumens und des Venendrucks.

Vergleichen wir den Verlauf der Venendruckkurve und des Lungengaswechsels nach Veritol bei einer V.P., die in der oben beschriebenen Weise bezüglich des Venendrucks reagierte, so können wir folgende Feststellungen machen (s. Abb. 12): Der Venendruckanstieg, der infolge der kleineren Dosis geringer ist als im Versuch der Abbildung 11 beginnt schon zu einer Zeit, in der der Lungengaswechsel noch keine Zeichen einer Blutmobilisierung erkennen läßt. Man darf wohl annehmen, daß in dieser Zeit das Herz seine Umstellung auf den erhöhten venösen Rückstrom noch nicht vollzogen hat. In der 3. und 4. Minute erfolgt die Bewältigung des erhöhten Blutangebotes, kenntlich an der Gaswechselsteigerung. Der venöse Druck ist zu dieser Zeit auf dem Höhepunkt angelangt, sinkt aber auch nach Abklingen des Mobilisierungseffektes noch nicht sofort wieder ab, sondern bleibt noch für einige Minuten auf dem höchsten Gipfel. Hieraus können wir den Schluß ziehen, daß die Tonuserhöhung im venösen Stromgebiet die eigentliche Blutmobilisierung überdauert.

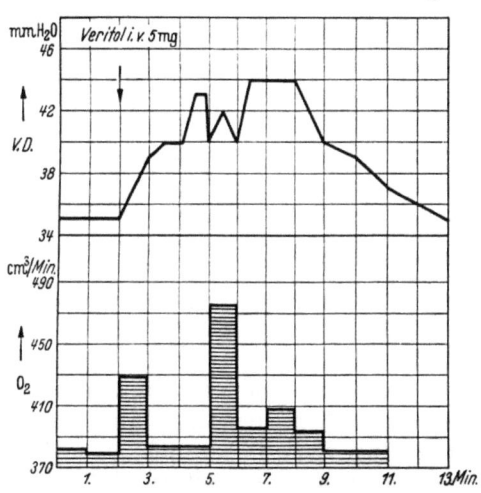

Abb. 12. Das Verhalten von Lungengaswechsel und Venendruck nach Veritol (Messung an 2 aufeinanderfolgenden Versuchstagen).

Dieser Ablauf der Reaktion war aber nicht in allen Fällen vorhanden. Einige V.P. zeigten trotz einer starken arteriellen Drucksteigerung keine oder nur eine ganz geringe Zunahme des venösen Drucks. Eine solche Reaktion sehen wir im Versuch der Abb. 13. Während der arterielle Druckanstieg der sonstigen Reaktionsstärke durchaus entspricht, bleibt die Drucksteigerung im venösen Stromgebiet aus. Man ist zunächst zu der Schlußfolgerung geneigt, anzunehmen, daß eine Reaktion im venösen Stromgebiet nicht stattgefunden hat. Messen wir aber in solchen Fällen den Lungengaswechsel, so sehen wir trotz des Gleichbleibens des Venendrucks als Zeichen der Blutmobilisierung eine deutliche schubartige Steigerung des Lungengaswechsels. So zeigt z. B. der Versuch der Abb. 14, daß in der 3. Minute eine schubartige Oxydationssteigerung einsetzt bei gleichbleibendem Venendruck. Wir müssen hieraus folgern, daß Änderungen des venösen Blutrückstroms zum Herzen stattfinden können, ohne daß diese im Venendruck meßbar sind. Demnach besteht eine sichere Proportion zwischen Blutfüllung und Venendruck in vielen Fällen nicht.

Zwischen diesen beiden Reaktionstypen fanden wir verschiedene Übergangsformen. So zeigt z. B. die Abb. 15, daß arterieller und venöser Druckanstieg zeitlich ungefähr übereinstimmen.

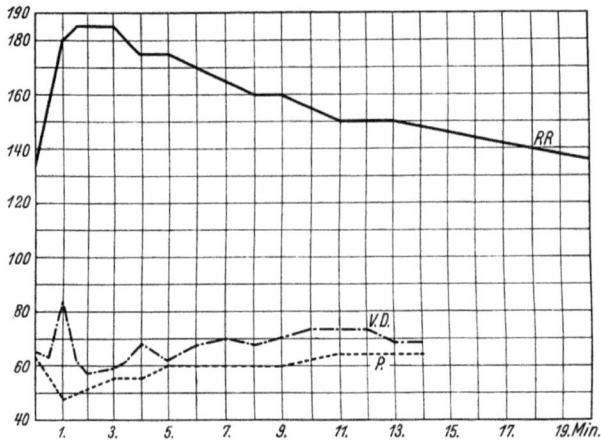

Abb. 13. Venendruck, Blutdruck und Pulsfrequenz nach intravenöser Injektion von 10 mg Veritol an einer Versuchsperson, die keine nennenswerte Steigerung des Venendrucks aufwies. RR in mm Hg, VD in mm H_2O.

Auch beim Sympatol erhielten wir ähnliche Reaktionen wie beim Veritol, doch zeigten sich dabei einige charakteristische Unterschiede. Ein solcher Sympatolversuch ist in Abb. 16 dargestellt. Typisch ist für das Sympatol der schnellere Ablauf der Reaktion. Arterieller und

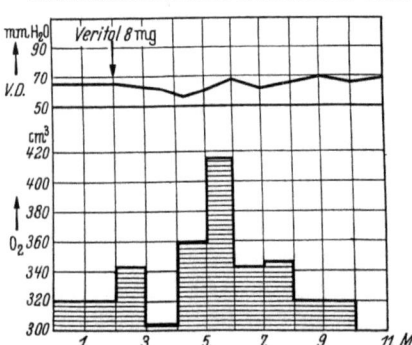

Abb. 14. Lungengaswechsel und Venendruck nach Veritol bei einer Versuchsperson, die keine Steigerung des Venendrucks aufwies.

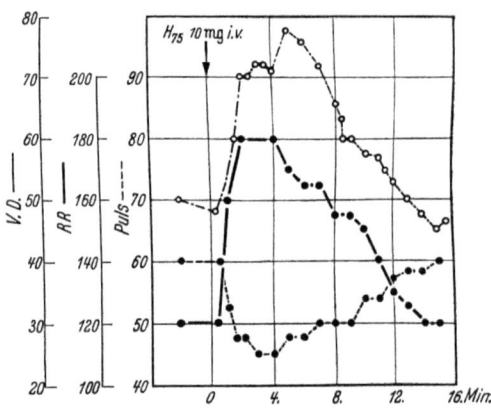

Abb. 15. Venendruck, Blutdruck und Pulsfrequenz nach 10 mg Veritol. RR in mm Hg, VD in mm H_2O.

venöser Druck steigen schneller auf den Gipfelpunkt an als beim Veritol. Der Venendruck hat hier schon anderthalb Minuten nach der Injektion seinen höchsten Gipfel erreicht. Vergleicht man hierzu die Reaktionen

Die Beurteilung des venösen Blutrückstroms zum Herzen beim Menschen. 537

im Lungengaswechsel (Abb. 10), so findet sich in zeitlicher Beziehung wieder eine gute Übereinstimmung zwischen Venendruckanstieg und Blutmobilisierung. Gegenüber dem Veritol ist der Effekt der Blutmobilisation im Gaswechsel schon sofort nach der Injektion kenntlich und nach anderthalb Minuten schon wieder abgeklungen.

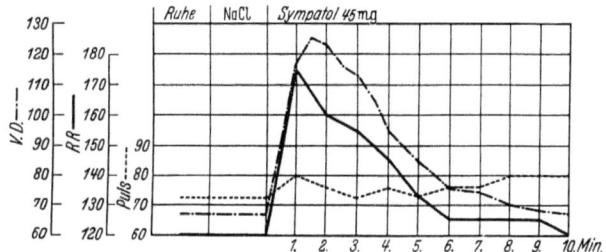

Abb. 16. Venendruck, Blutdruck und Pulsfrequenz nach intravenöser Injektion von Sympatol. RR in mm Hg, VD in mm H_2O.

Es lassen sich somit in vielen Fällen deutliche Proportionen zwischen Venendruckanstieg und Blutverlagerung erkennen. Wie aber aus dem

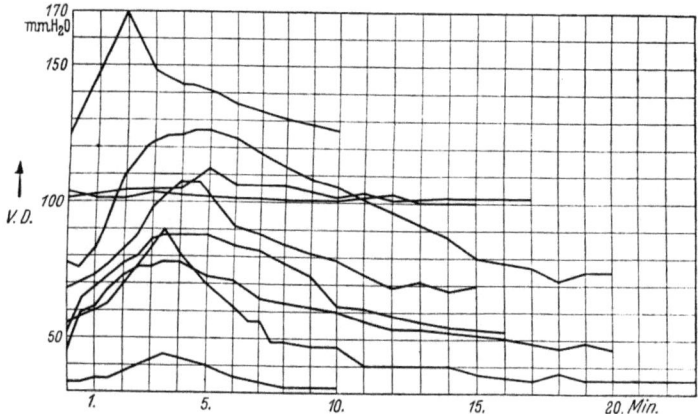

Abb. 17. Das verschiedenartige Verhalten des Venendrucks nach intravenöser Injektion von Veritol.

Versuch der Abb. 14 hervorgeht, brauchen Füllung und Druck im Venensystem einander nicht immer proportional zu sein. Jedenfalls liegen die Änderungen des Drucks oft außerhalb des uns möglichen Meßbereiches. Wir haben nach einer Ursache für diese Feststellung gesucht, ohne aber zu eindeutigen Ergebnissen zu kommen. Es wäre vielleicht möglich, daß die V.P. je nach der Ausgangslage ihres Venendrucks verschieden reagieren würden derart, daß z. B. V.P. mit niedrigem Venendruck einen geringen, solche mit hohem Ausgangswert einen stärkeren Anstieg des Venendrucks zeigen würden oder umgekehrt. Die Abb. 17 zeigt uns aber, daß auch eine Einordnung nach diesen Gesichtspunkten keine Klärung bringt. In den in Abb. 17 gezeigten Fällen ist die Höhe der Ausgangswerte im Venendruck eine völlig verschiedene. Sie schwankt zwischen 33 und 125 mm H_2O, wobei jedoch die Mehrzahl innerhalb der Zone zwischen 40 und 85 mm H_2O liegt. Wir sehen zwar bei den meisten Fällen nach Injektion von 10 mg Veritol ein Ansteigen des Venendrucks, der spätestens bis zur 5. Minute post injectionem seinen Höhepunkt erreicht, um dann langsam im Lauf von 10 bis 15 Min. wieder zum Ausgangswert abzusinken. Dabei zeigt sich aber eine völlige Unabhängigkeit zwischen Druckanstieg und Ausgangswert. Zwei Versuchspersonen zeigen überhaupt keinen Anstieg nach der Injektion.

In Tabelle 3 sind unsere Veritolversuche an Kreislaufgesunden nach der Höhe ihrer Venendruckwerte geordnet. Gleichzeitig ist aus der Tabelle zu ersehen, um wieviele Millimeter H_2O und wieviele Minuten nach Verabreichung von Veritol der Venendruck jeweils

Tabelle 3.

Fall Nr.	Ausgangswert in mm H_2O	Höchster Anstieg		Absinken unter dem Ausgangswert um mm H_2O
		um mm H_2O	nach Min.	
10 mg H. 75 i.v.				
3	125	45	2	—
58	115	—	—	25
48	103	—	—	—
5	102	10	5	—
49	100	37	$4^1/_2$	2
57	90	64	$3^1/_2$	—
50	86	9	1	3
60	85	21	3	19
53	78	48	$4^1/_2$	3
51	75	37	4	—
54	68	38	$3^1/_2$	—
6	66	3	3	—
14	65	10	4	8
55	64	16	2	—
59	63	22	$3^1/_2$	9
63	60	33	$3^1/_2$	—
41	55	35	$3^1/_2$	20
18	52	26	$3^1/_2$	—
13	49	29	5	3
46	47	30	$3^1/_2$	—
56	40	33	$3^1/_2$	—
5 mg H. 75 i. v.				
61	67	2	$1^1/_2$	13
45	36	7	$2^1/_2$	—
23	34	12	2	8
62	33	11	$3^1/_2$	—

anstieg. Wir sehen zunächst, wie schon erwähnt wurde, daß eine recht große Schwankungsbreite der Venendruckwerte beim Gesunden besteht und daß selbst Werte registriert werden, die von manchen Autoren als nicht mehr normal angegeben werden. Die einzelnen Zahlen der Tabelle lassen wieder erkennen, wie verschieden das Verhalten des Venendrucks bei den einzelnen Versuchspersonen ist. Zwischen Ausgangswert und Stärke der Reaktionen im Venendruck ist keine Beziehung aufzustellen.

Es bleibt noch zu untersuchen, inwieweit sich Änderungen des arteriellen Drucks auf den zentralen Venendruck auswirken können. Grundsätzlich brauchen beide Größen keine Abhängigkeit voneinander zu zeigen. Der im arteriellen System herrschende Druck wird größtenteils zur

Überwindung der Widerstände aufgebraucht. Trotz Steigens des arteriellen Mitteldrucks kann der arterielle Druck am Ende der Strombahn gleichbleiben und braucht daher auf den zentralen Venendruck keinen Einfluß zu haben. Immerhin besteht aber die Möglichkeit, daß mit steigendem arteriellem Druck auch der Capillardruck und Druck in den Venolen höher wird und hierdurch der zentrale Venendruck ebenfalls eine Erhöhung erfährt. Bei unseren Versuchen konnte aber eine Beziehung zwischen arteriellem Druck und Venendruck nicht gefunden werden. Auch haben wir einen Vergleich der Reaktionsstärke im arteriellen und venösen Druck nach Veritol an einer Reihe von Fällen durchgeführt. Wir gingen hierbei so vor, daß diejenigen Fälle, die eine arterielle Drucksteigerung von 30—50% aufwiesen, mit den entsprechenden Venendruckanstiegen in Vergleich gesetzt wurden. Dabei wurden auch bei den Venendruckwerten die Anstiegsziffern prozentual umgerechnet.

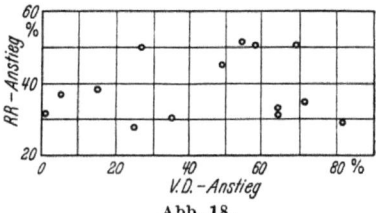

Abb. 18.

In Abb. 18 ist auf der Ordinate die prozentuale arterielle Drucksteigerung, auf der Abszisse die prozentuale Venendrucksteigerung eingetragen. Wenn eine Abhängigkeit zwischen diesen beiden Größen bestände, so müßte man einen ungefähr linearen Verlauf der einzelnen Kurvenpunkte erkennen können. Dies ist aber nicht der Fall. Man sieht aus der starken Streuung der einzelnen Punkte, daß eine Beziehung zwischen arterieller und venöser Drucksteigerung nicht besteht.

Für unsere Veritolversuche können wir annehmen, daß die Venendruckkurve von den Reaktionen im arteriellen Stromgebiet nur wenig beeinflußt wird. Man kann aber aus diesen Versuchen nicht schließen, daß Venendruck und arterieller Druck generell unabhängig voneinander sind. Es liegen in der Literatur eine Reihe von Arbeiten vor, in denen z. B. die Annahme vertreten wird, daß bei der arteriellen Hypertonie gleichzeitig eine Erhöhung des Venendrucks vorhanden ist. So beobachteten Horner [58], Kisch [59], Brandt und Katz [60] in der Mehrzahl der untersuchten Hypertoniefälle Steigerungen des Venendrucks. Ernst und Stagelschmidt [61] fanden Werte, die an der oberen Grenze der Norm lagen. Dagegen fanden Villaret [23] und seine Schüler sowie Schott [21] bei der Hypertonie normalen Venendruck. Wir selbst haben wegen der sich widersprechenden Ergebnisse eine Reihe von Messungen bei Hypertonien vorgenommen, die in Tabelle 4 aufgeführt sind. Die Mehrzahl der untersuchten Fälle liegt an der oberen Grenze der Norm, ein kleinerer Teil etwas darüber, nur wenige unterhalb der oberen Normalgrenze. Es handelt sich hierbei um Fälle, die keine Zeichen von Dekompensation aufwiesen und meist auf essentieller Grundlage beruhten. Man wird aus diesen Befunden, die sich mit denen von Ernst und

Stagelschmidt[61] decken, den wahrscheinlichen Schluß ziehen dürfen, daß bei der Hypertension eine mäßige Drucksteigerung auch in der venösen Strombahn statthat, die vielleicht in einer gleichzeitigen Tonuserhöhung der Venen ihre Ursache hat. Wie Martini und Pierach[62] zeigen konnten, finden sich auch bei der arteriellen Hypotonie in der Mehrzahl der Fälle Venendruckwerte, die an der oberen Grenze der Norm oder etwas darüber liegen. Die Ursache hierfür sehen die Autoren in der Erweiterung der peripheren kleinen Gefäße.

Tabelle 4. Hypertonie (kompensiert) und Venendruck.

V.P.		V.D. mm H$_2$O	R.R. mm Hg	Klinische Bemerkungen
M.	♀	96—100	210/110	Genuine Hypertonie
P.	♂	92	190/115	Hypertonie
F.	♂	99	145/80	Genuine Hypertonie — Arteriosklerose
F.	♂	125.	185/110	Renale Hypertonie
Sch.	♀	95	190/110	Hypertonie mit rechtsseitiger Hemiplegie
K.	♀	100	175/80	Hypertonie
F.	♂	111	200/125	Essentielle Hypertonie
H.	♀	107	270/150	Essentielle Hypertonie
H.	♀	60	150/95	Renale Hypertonie
D.	♀	68		Hypertonie ⎱ (Krankengeschichten zur Zeit
D.	♀	66		Hypertonie ⎰ nicht auffindbar)
K.	♀	65	140/100	
P.	♀	50	155/85	Mäßige Hypertonie

Das Verhalten der Pulsfrequenz und deren Beziehungen zum Venendruck bedürfen ebenfalls noch einiger Erwähnung. Aus den Abbildungen der Veritolversuche geht hervor, daß in der Zeit der Blutdruck- und Venendrucksteigerung eine Pulsverlangsamung einsetzt. Diese Pulsverlangsamung ist reflektorisch bedingt. Es besteht die Frage, ob die hier einsetzende Pulsverlangsamung nicht auch die Höhe des Venendrucks mitbestimmen kann. Es wäre denkbar, daß es bei der dem Herzen erhöht angebotenen Blutmenge mit dem Einsetzen der Bradykardie zu einer sehr starken Dehnung des Vorhofs und der großen Hohlvenen kommt, die zu einer Drucksteigerung führen könnte. Daß ein solcher Mechanismus an den von uns beobachteten Venendrucksteigerungen meßbar beteiligt ist, können wir aber nicht annehmen, da V.P., die mit starker Bradykardie reagierten, eine Venendrucksteigerung vermissen ließen, während andere Versuchspersonen eine starke Venendrucksteigerung zeigten, ohne eine stärkere Pulsverlangsamung aufzuweisen. Im Sympatolversuch der Abb. 16 sehen wir eine starke Venendrucksteigerung, während die Pulsfrequenz sogar eine leichte Beschleunigung erfährt. Wir können hieraus zwar nicht schließen, daß Venendruck und Pulsfrequenz voneinander unabhängig sind, jedoch gelingt es uns nicht, diesen Faktor in der Klinik quantitativ zu ermitteln. So konnten auch Allen und Hochrein[63] die Vorstellung, daß die Zahl der Herzaktionen die Höhe des Venendrucks reguliert, an einem größeren klinischen Material und in experimentellen Untersuchungen nicht bestätigen.

Bezüglich der Frage, inwieweit eine Abhängigkeit vom Venendruck und Blutmobilisation besteht, kann zusammenfassend festgestellt werden, daß Tonussteigerungen im Venengebiet, die mit einer Blutmobilisierung einhergehen, zumeist eine Steigerung des zentralen Venendrucks hervorrufen. Dabei lassen sich in zeitlicher Beziehung für die einzelnen Substanzen Übereinstimmungen zwischen Blutmobilisation und Venendrucksteigerung auffinden. Der Grad des Venendruckanstiegs ist aber kein Maß für die Stärke der Reaktion. Das Ausbleiben einer Venendrucksteigerung bedeutet noch nicht, daß ein vermehrter Blutrückfluß zum Herzen nicht stattgefunden hat, da Blutmobilisierungen auch ohne Venendruckanstieg vonstatten gehen können.

Für die letztere Feststellung liegt eine eindeutige Erklärung noch nicht vor. Es hat aber wohl die Annahme die größte Wahrscheinlichkeit, daß die Kapazität der Venen individuell sehr verschieden ist. Besonders ist dabei zu berücksichtigen, daß die Venen ihre Form weitgehend ändern können und daß durch die Änderungen von der abgeplatteten zur kreisrunden Gestalt Inhaltsverschiebungen erheblicheren Ausmaßes vor sich gehen können, ohne daß dabei meßbare Änderungen aufzutreten brauchen. Auch wird man hierbei der Anpassungsfähigkeit des Herzens auf die veränderten Bedingungen besondere Beachtung zukommen lassen.

b) Bei insuffizientem Herzen. Bei den bisherigen Untersuchungen war die Voraussetzung gegeben, daß ein leistungsfähiges Herz bei den V.P. vorhanden war. Wie ändern sich die Druckverhältnisse im Venensystem und die Beziehungen zur Blutmobilisation, wenn der venöse Blutrückstrom durch eine Insuffizienz des Herzens gestört ist ?

Mit dem Vorliegen einer Herzinsuffizienz verbindet sich zwangsläufig der Begriff der kardialen Stauung. Dieser äußert sich bei einer Linksinsuffizienz in einer vermehrten Blutfüllung der Lungenvenen, bei einer Rechtsinsuffizienz in einer vermehrten Füllung der Venen im großen Kreislauf. Eine Insuffizienz des linken Herzens allein wird auf den Druck im rechten Vorhof solange keine meßbaren Auswirkungen haben, als die Muskulatur des rechten Herzens das Blut gegen den erhöhten Druck in der Lungenstrombahn auszuwerfen vermag. In der Mehrzahl der Fälle kommt es aber sekundär auch zu einer Schädigung des rechten Herzens, als deren Folge eine Rückstauung von Blut in den rechten Vorhof und die Venen des großen Kreislaufs resultiert. Rückstauung von Blut in die Körpervenen des großen Kreislaufs muß theoretisch mit einer Steigerung des zentralen Venendrucks einhergehen. Es entsteht die schon oft diskutierte Frage, ob die Höhe des Venendruckanstiegs beim Vorliegen einer Herzinsuffizienz einen Gradmesser für die Schwere der Herzschwäche bietet. Schon aus dem verschiedenen

Verhalten des Venendrucks bei unseren Sympatol- und Veritolversuchen mußte ein solcher Zusammenhang fraglich erscheinen, da in vielen Fällen eine Proportionalität zwischen Blutfüllung und Venendruckanstieg nicht erwiesen werden könnte. Von Gärtner[64], Frey[65] und Tabora[66] wird eine weitgehende Gesetzmäßigkeit von Venendruckhöhe und Schwere der Insuffizienz angenommen. Fuchs[67] dagegen spricht der blutigen Venendruckmessung für die Diagnostik der Herzinsuffizienz keine besondere Bedeutung zu. Kroetz[20] fand keine Gesetzmäßigkeit zwischen Venendruckhöhe und Insuffizienzerscheinung. Auf Grund unserer eigenen Untersuchungen konnten wir ebenfalls feststellen, daß eine Parallelität zwischen den sonstigen Zeichen der Insuffizienz und der Höhe des Venendrucks nicht bestand.

Die Tabelle 5 zeigt eine Reihe von Untersuchungen an dekompensierten Herzkranken. Soweit möglich, wurden die klinischen Symptome kurz mitangegeben. Es finden sich dabei eine Reihe von Kranken, die im Verhältnis zur Schwere der klinischen Symptome einen nur wenig erhöhten Venendruck aufweisen, während solche mit geringeren Insuffizienzzeichen einen relativ hohen Venendruck haben. Eine genauere Diskussion der einzelnen Fälle kann hier nicht erfolgen. Wesentlich erscheint es uns aber, darauf hinzuweisen, daß schwer dekompensierte Herzkranke des öfteren einen normalen, ja sogar einen sehr niedrigen Venendruckwert haben. Wir haben in den letzten Jahren an einer Reihe von Kranken diese Feststellung häufig machen können. So fanden wir bei den Herzkranken, die in Tabelle 6 aufgeführt sind, einen normalen Venendruck, trotzdem ausgeprägte Insuffizienzsymptome wie Stauungsleber, Ascites, Anasarka, Beinödeme usw. vorlagen. Damit können wir die Befunde von Fuchs[67], Kroetz[20] und Brandt[68], die in manchen Fällen von Herzinsuffizienz einen normalen Venendruck fanden, bestätigen.

Für dieses abnorme Verhalten des Venendrucks müssen extrakardiale Faktoren verantwortlich gemacht werden. Nach den Untersuchungen von Brandt[68] soll bei diesen Insuffizienzfällen mit niedrigem Venendruck eine geringe Blutmenge vorliegen. Er spricht deshalb von einer Minusdekompensation im Sinne Wollheims[69]. Es ist bei diesen Untersuchungen kritisch zu berücksichtigen, daß die Befunde nur mit der Farbstoffmethode gewonnen wurden.

Man könnte auch hier daran denken, daß die individuelle Verschiedenheit der Kapazität der Venen dieses Verhalten des niedrigen Venendrucks bei Herzinsuffizienten erklären könnte. Die Schwierigkeit der Erklärung dieses Zustandsbildes liegt aber in der Tatsache, daß trotz des niedrigen zentralen Venendrucks oft eine Stauungsleber und starke Ödeme an den unteren Extremitäten vorhanden sind. Doch ist zu berücksichtigen, daß die Entstehung der Ödeme auf mechanistischer Grundlage allein nicht mehr als die allein gültige angesehen werden kann. Man darf

Die Beurteilung des venösen Blutrückstroms zum Herzen beim Menschen.

Tabelle 5. Herzinsuffizienzfälle mit hohem Venendruck.

V.P.		V.D. mm H₂O	R.R. mm Hg	Klinische Bemerkungen
G.	♀ 32a	175	115/70	Dekompensierte Mitralinsuffizienz und Stenose. Pleuratranssudat, Ascites, starke Ödeme der Beine, Cyanose, Arrhythmia absoluta
W.	♀ 46a	185	265/170	Mitralvitium, Hypertonie, Dilatatio cordis, Lungenstauung, Ascites, Anasarca, starke Beinödeme
B.	♂	230	130/80	Dekompensiertes Mitralvitium, Lungenstauung Leberstauung, Beinödeme
D.	♂	125	190/100	Dekompensierte Hypertonie, Emphysem, leichte Knöchelödeme, Cyanose
L.	♂	160	150/90	Dekompensierte Mitralinsuffizienz, Beinödeme, Stauungsleber
H.	♂	275	105/80	Dekompensierte Mitralinsuffizienz und Stenose, Arrhythmia absoluta, Stauungslunge, Stauungsleber, Beinödeme, hochgradige Cyanose
St.	♀ 48a	150	120/85	Herzinsuffizienz auf Grund von Myokardschaden, Ödeme an den Beinen nach Laufen
B.	♂ 51a	210	135/75	Herzmuskelinsuffizienz mit Dolatatio cordis, Stauungsbronchitis, Beinödeme, Stauungsleber
R.	♂ 72a	155	195/135	Dekompensierte Hypertonie, Gefäßsklerose, Stauungslunge, Beinödeme
R.	♂ 66a	175	115/65	Herzmuskelinsuffizienz, Stauungsbronchitis, Stauungsleber
M.	♀ 51a	225	155/100	Lues latens, Herzmuskelinsuffizienz, Dilatatio cordis, Ödeme an den Unterschenkeln, Stauungsleber
V.	♀ 58a	146	110/70	Dekompensiertes Mitralvitium, Ödeme an den Unterschenkeln
B.	♂	250	200/80	Dekompensierte Hypertonie, Stauungslunge
H.	♀ 75a	255	180/100	Genuine Hypertonie, Herzmuskelinsuffizienz, Arrhythmia absol., Stauungsleber, Cyanose
B. K.	♀ 62a	220		Lues III, dekompensierte Aorteninsuffizienz, Arrhythmia absoluta, Lungenstauung, Ödeme
F. M.	♀ 76a	210		Myodegeneratio cordis, Arrhythmia absoluta, Hypertonie
M. L.	♀ 58a	220		Dekompensierte Mitralinsuffizienz und Stenose mit hochgradiger Dilatation des Herzens nach beiden Seiten, Lungenstauung, Ascites, Beinödeme
V. Sp.	♂ 56a	220		Dekompensierte Mitralinsuffizienz und Stenose, Stauungslunge, Beinödeme, Anasarca
C. X.	♂ 95a	215		Herzinsuffizienz auf Grundlage nephrogenen Hochdruckes. Stauungslunge, Beinödeme

wohl annehmen, daß es in Fällen schwerer Herzinsuffizienz auf Grund der Anoxämie zur Eröffnung vorher geschlossener Capillaren in reich durchbluteten Organen und damit zu einer Entlastung des Venensystems und einer Venendrucksenkung, dann zu einer Schädigung der

Tabelle 6. Herzinsuffizienzfälle mit niederem Venendruck.

V.P.	V.D. mm H₂O	R.R. mm Hg	Klinische Bemerkungen
Sch. ♂	77		Dekompensierte Mitralstenose, Arrhythmia absoluta, Lungenstauung, Beinödeme
M. ♂ 32a	48		Dekompensierte Mitralinsuffizienz und Stenose, Stauungslunge, Knöchelödeme
K. ♂ 37a	40	150/45	Dekompensierte Aorteninsuffizienz, Stauungslunge, Pleuratranssudat, Stauungsleber, starke Ödeme der Unterschenkel. Derselbe V.D. wurde an 3 verschiedenen Tagen gemessen
D. ♂ 67a	68	180/50	Aortitis luetica. Herzmuskelinsuffizienz, Stauungsleber
P. ♂ 56a	88	115/85	Diabetes melitus, muskuläre Herzinsuffizienz mit Dilatatio cordis. Stauungsleber, Ödeme an den Unterschenkeln
V. ♂ 70a	83	168/85	Dekompensierte Mitralinsuffizienz und Stenose, Stauungslunge, geringes Pleuratranssudat, Ascites, Unterschenkelödem
Kl. ♂	36	125/85	Mitralinsuffizienz, Lungenstauung, Knöchelödeme
M. ♂ 69a	108	150/100	Herzmuskelinsuffizienz, Arrhythmia absoluta, Stauungslunge, geringes Pleuratranssudat rechts, starke Beinödeme, Scrotalödem. Messung des V.D. 12 Tage später: 85 mm H₂O

Capillarwände mit nachfolgendem Flüssigkeitsaustritt kommt. Daß die Leber in solchen Fällen von Capillarschädigung sich geradezu mit Blut vollsaugt, wurde ebenfalls von Eppinger[70] gezeigt. Trotzdem kann ein mechanischer Faktor bei der Entstehung der Ödeme auch in solchen Fällen insofern nicht ausgeschlossen werden, da die auffallende Tatsache bestehen bleibt, daß die Ödembildung die abhängigen Körperpartien am stärksten betrifft. Man wird aber annehmen können, daß bei einer solchen allgemeinen Capillarschädigung die Körperpartien am meisten zur Ödembildung neigen, in denen zwar ein absolut gemessen niedriger, aber doch der stärkste Druck in denen Venen herrscht. Vorerst jedenfalls können wir eine andere Erklärung für dieses Verhalten des Venendrucks nicht abgeben. Sie ist auch durch die Annahme einer niedrigen Blutmenge allein nicht gegeben, da auch hierbei die Ödembildung in ihrer ursächlichen Entstehung nicht aufgeklärt ist.

Es soll hier nicht weiter darauf eingegangen werden, inwieweit sich das allgemeine klinische Zustandsbild solcher Insuffizienzfälle mit niederem von solchen mit hohem Venendruck unterscheidet. Nur sei auf das blasse Aussehen dieser Patienten hingewiesen, die oft schon in ihrem äußeren Aspekt von den cyanotisch aussehenden Herzkranken mit hohem Venendruck zu unterscheiden sind.

Wollheim[69] und Brandt[68] zogen aus ihren Untersuchungen die Schlußfolgerung, die Fälle von Minusdekompensation mit analeptischen

Die Beurteilung des venösen Blutrückstroms zum Herzen beim Menschen. 545

und blutmobilisierenden Mitteln zu behandeln. Brandt[68] vertritt auf Grund seiner Untersuchungen die Ansicht, daß bei den Insuffizienzfällen mit niederem Venendruck die Anwendung von Analepticis indiziert sei, da er eine Abhängigkeit von Venendruck und zirkulierender Blutmenge fand. Er sah in solchen Fällen nach der Behandlung mit Analepticis neben einer Steigerung der zirkulierenden Blutmenge auch einen Anstieg im Venendruck. Unabhängig von der Frage der Richtigkeit der therapeutischen Maßnahmen, worüber anderenorts berichtet werden soll, möchten wir an einem Beispiel demonstrieren, wie es bei einem dekompensierten Herzkranken mit niederem Venendruck auf eine Injektion von 5 mg Veritol zu einer starken Blutmobilisierung kam, ohne daß hierbei der Venendruck nennenswert anstieg. Es handelte sich dabei um einen Patienten mit schwerdekompensierter Mitralinsuffizienz und Stenose. Im kleinen und großen Kreislauf waren deutliche Stauungszeichen wie Stauungslunge, Lebervergrößerung und Beinödeme vorhanden. Der Venendruck betrug bei mehrmaligen Messungen an verschiedenen Tagen 85—90 mm H_2O.

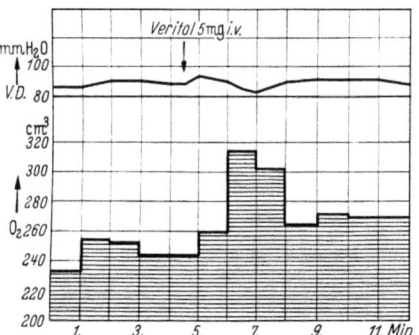

Abb. 19. Das Verhalten von Lungengaswechsel und Venendruck bei einem Fall von dekompensierter Mitralinsuffizienz und Stenose. Messung beider Größen an 2 aufeinanderfolgenden Tagen.

Nach der Veritolinjektion (s. Abb. 19) tritt kein Anstieg des Venendrucks ein. Die schubweise auftretende Gaswechselsteigerung zeigt uns eine ausgiebige Blutmobilisierung an. Man sieht analog den Versuchen an gesunden V.P. aus diesem Beispiel, daß es verfehlt wäre, allein aus dem fehlenden Anstieg des Venendrucks auf ein Fehlen der Reaktion im venösen Stromgebiet zu schließen und einen unveränderten Blutrückfluß anzunehmen. In den Versuchen am insuffizienten Herzen ist aber zu berücksichtigen, daß das Fehlen der Venendrucksteigerung möglicherweise auf einer „primären Leistungssteigerung des Herzens" beruht, ein Faktor, den wir bei den Versuchen an normalen V.P. vernachlässigen konnten. Nach den tierexperimentellen Untersuchungen von H. Rein[43] an barbitursäurevergifteten Herzen kann man eine solche leistungssteigernde Wirkung auf den Herzmuskel vom Veritol erwarten. Wir selbst konnten uns in der Klinik in mehreren Fällen von einer solchen Wirkung überzeugen, wofür der folgende Fall (Abb. 20) ein Beispiel geben mag. Der Patient litt an schwerst dekompensierter Mitralinsuffizienz und Stenose. An klinischen Zeichen waren vorhanden: hochgradige Stauungslunge, Stauungsleber, Ödeme an den unteren Extremitäten, schwerste Cyanose.

Der Puls war kaum zu fühlen, der Blutdruck betrug 105 : 80 mm Hg, der Venendruck schwankte zwischen 270 und 275 mm H_2O. Die Abb. 20 zeigt, wie 2—3 Min. nach einer sehr geringen Veritoldosis (3 mg Veritol verdünnt in 2 ccm physiologischer NaCl-Lösung langsam injiziert) der Venendruck um 55 mm H_2O abgesunken ist. Die Pulsfrequenz steigt anfänglich nur geringgradig an, ist aber in der 8. Minute wieder auf dem Ruheausgangswert, während der Venendruck noch immer 45 mm H_2O gegenüber dem Ausgangswert gesenkt ist. Man kann also das Absinken des Venendrucks nicht auf die Steigerung der Pulsfrequenz

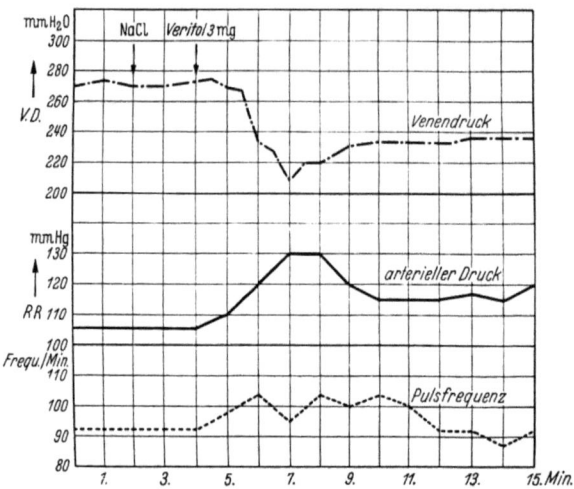

Abb. 20. Venendruck, Blutdruck und Pulsfrequenz nach Veritol (kleine Dosis) bei einer schwer dekompensierten Herzinsuffizienz mit hohem Venendruck.

beziehen, sondern muß in diesem Falle eine primäre Leistungssteigerung des Herzens annehmen. Charakteristisch ist in diesem Fall, daß der Blutdruck mit dem Absinken des Venendrucks ansteigt. Man wird bei einer solchen kleinen Dosis den Blutdruckanstieg vielleicht nicht so sehr auf eine Arteriolenkonstriktion als vielmehr auf eine erhöhte Blutfüllung des arteriellen Systems infolge Mehrleistung des Herzens beziehen dürfen.

Man erkennt aus diesem Beispiel, daß ein Absinken des Venendrucks nicht gleichbedeutend mit einer Verminderung des venösen Rückstroms zu sein braucht. Stets muß beim Vorliegen einer Insuffizienz des Herzens die Veränderung der Leistungsfähigkeit des Herzmuskels berücksichtigt werden. Zu ihrer Beurteilung ist uns die fortlaufende Messung des Venendrucks unter gleichzeitiger Berücksichtigung von Pulsfrequenz und arteriellem Blutdruck, noch besser aber dem Kreislaufminutenvolumen ein guter Indikator. Ohne die Kenntnis des Verhaltens des zentralen Venendrucks, ist die Beurteilung solcher „primären

Leistungssteigerungen des Herzens" in der Klinik der Herzinsuffizienz kaum möglich. Steigerungen des Minutenvolumens allein können durch vermehrten Zustrom bedingt sein. Sinkt aber bei Steigerungen des Minutenvolumens und ungefähr gleichbleibender Pulsfrequenz der vorher erhöhte zentrale Venendruck ab, so ist uns dies ein sicheres Kriterium gesteigerter Herzmuskelkraft.

Es ergibt sich somit, daß Gleichbleiben, Steigerung und Absinken des zentralen Venendrucks beim Vorliegen einer Herzinsuffizienz nicht richtungsgleich der Zu- oder Abnahme des venösen Rückstroms ist. Die Messung des Venendrucks allein wird uns für die Beurteilung des Blutrückstroms oft nur wenig aussagen, in die Reihe der anderen meßbaren Kreislaufgrößen miteingeschaltet, bedeutet uns aber der Venendruck eine oft unentbehrliche Größe, ganz besonders dann, wenn eine Insuffizienz des Herzens vorliegt.

IV. Venöser Blutrückfluß und Minutenvolumen.

Das Ziel solcher Untersuchungen über den venösen Blutrückstrom zum Herzen muß darauf hinausgehen, die Veränderungen im venösen Stromgebiet zur Gesamtkreislaufleistung in Beziehung zu bringen. Ausdruck der Kreislaufleistung ist das Herzminutenvolumen. Zur Messung kurzdauernder Änderungen der Kreislauftätigkeit kommt den Methoden mit fortlaufender Registrierung die größte Bedeutung zu. Eine solche Methode ist uns durch die physikalische Bestimmung des Minutenvolumens gegeben. Da sich aber für diese Bestimmungsmethoden einige Schwierigkeiten ergeben, müssen wir auf die Methodik näher eingehen.

Aufbauend auf den grundlegenden Arbeiten von Frank über die physikalischen Konstanten des arteriellen Gefäßsystems, entwickelte Broemser[71] zur Bestimmung des Schlagvolumens folgende Formel:

$$V_s = \frac{Z \cdot Q \cdot \Delta P \cdot S \cdot T}{D \cdot \varrho \cdot c}.*$$

Hierin sind direkt meßbar ΔP als Blutdruckamplitude, S als Systolendauer, T als Pulsdauer, D als Diastolendauer und c als Pulswellengeschwindigkeit; ϱ wird konstant als Dichte des Blutes mit 1,06 eingesetzt, der Aortenquerschnitt Q der Suterschen Alterstabelle entnommen oder röntgenologisch bestimmt. Die Schwierigkeit besteht in der Größenbestimmung der Windkessellänge, die man kennen muß, da die Formel nur unter der Voraussetzung eines Windkesselsystems begrenzter Länge Geltung hat. Auf Grund von Modellversuchen setzten Broemser und Ranke[71] ein konstantes Z von 0,6 als Korrekturfaktor in die Formel ein. Die Fehlerquelle ihrer Methode geben sie mit 15% an.

Wezler und Boeger[72] glauben, die Größe des arteriellen Windkessels durch die Messung der Dauer der stehenden Welle gemessen

---

* $\Delta P = (p_s = p_d) =$ Druckamplitude.

am Femoralispuls direkt bestimmen zu können. Im Gegensatz zu der Ansicht von Frank * nehmen sie an, daß das arterielle Gefäßsystem nicht mit einer doppelseitig, sondern mit einer einseitig gedeckten Pfeife zu vergleichen sei, weswegen sie für die Größe des Windkessels nicht $\lambda/2$, sondern $\lambda/4$ einsetzen. Unter der weiteren Voraussetzung, die sie tierexperimentellen Untersuchungen entnehmen, daß der Abstrom des Blutes während der Systole und der Diastole gleich ist, kommen sie für die Größenbestimmung des Schlagvolumens zu folgender Formel:

$$V_s = \frac{\Delta P \cdot Q \cdot T_{femor}}{2 \varrho \cdot a}.$$

Hierin sind die Größen ΔP als Blutdruckamplitude, a als Pulswellengeschwindigkeit wieder direkt meßbar. T_{femor} wird aus dem Sphygmogramm der Arteria femoralis vom 1. zum 2. Maximum bestimmt. ϱ wird wieder mit 1,06 eingesetzt, Q ebenso nach der Tabelle von Suter bestimmt.

Wezler und Boeger glauben, durch die Kenntnis der wirksamen Windkessellänge auch zu absolut richtigen Werten des Schlagvolumens zu kommen.

Leider ist es bis heute zu einer Klärung der Frage, mit welcher Formel die Größe des Schlagvolumens richtig ermittelt werden kann oder auch nur welche der beiden Formeln den Verhältnissen am meisten gerecht wird, nicht gekommen. Selbst unter den Schülern Franks ist bisher keine Einigung erzielt worden. In der vor kurzem erschienenen Arbeit aus dem Broemserschen Institut vertreten Deppe und Wetterer [73] auf Grund tierexperimenteller Untersuchungen die Ansicht, daß die Formel von Broemser bessere Resultate liefere als die von Wezler und Boeger angegebene. Sie bezweifeln vorerst, daß die Messung von λ beim Menschen der wirklichen Größe des Windkessels entspricht.

Es wäre für den Kliniker von sehr großer Bedeutung, wenn von physiologischer Seite die Frage, inwieweit wir in der Lage sind, das Minutenvolumen nach physikalischen Methoden richtig zu bestimmen, einmal klargestellt würde. Unseres Erachtens wäre ein Vergleich mit der sicheren Methode nach dem Fickschen Prinzip und der gleichzeitigen Bestimmung nach Broemser und Ranke sowie Wezler und Boeger dazu geeignet. In der Klinik lassen sich solche tierexperimentellen Untersuchungen kaum durchführen.

Wir selbst haben zu unserer eigenen Orientierung, welche der beiden Methoden die zuverlässigsten Werte liefert, Arbeitsversuche unternommen, in denen das Minutenvolumen nach Broemser und Ranke sowie nach Wezler und Boeger und gleichzeitig der Gaswechsel mit der Reinschen Methode gemessen wurde (Butzengeiger, Goepfert und Grosse-Brockhoff [74]). Man wird nach den Untersuchungen von Christensen [37],

---

* Literatur s. bei Wezler und Böger, Erg. d. Physiol. 41, 292, 1939.

Die Beurteilung des venösen Blutrückstroms zum Herzen beim Menschen. 549

der Bestimmungen des Minutenvolumens nach der Acetylenmethode bei gleichzeitiger Messung des Sauerstoffverbrauchs vornahm, erwarten müssen, daß im Arbeitsversuch mit steigendem Stoffwechsel auch das Minutenvolumen in bestimmtem Verhältnis ansteigt. Da das Minutenvolumen während der Arbeitsleistung selbst bei der sphygmometrischen Methode nicht bestimmt werden kann, wurden jeweils direkt nach

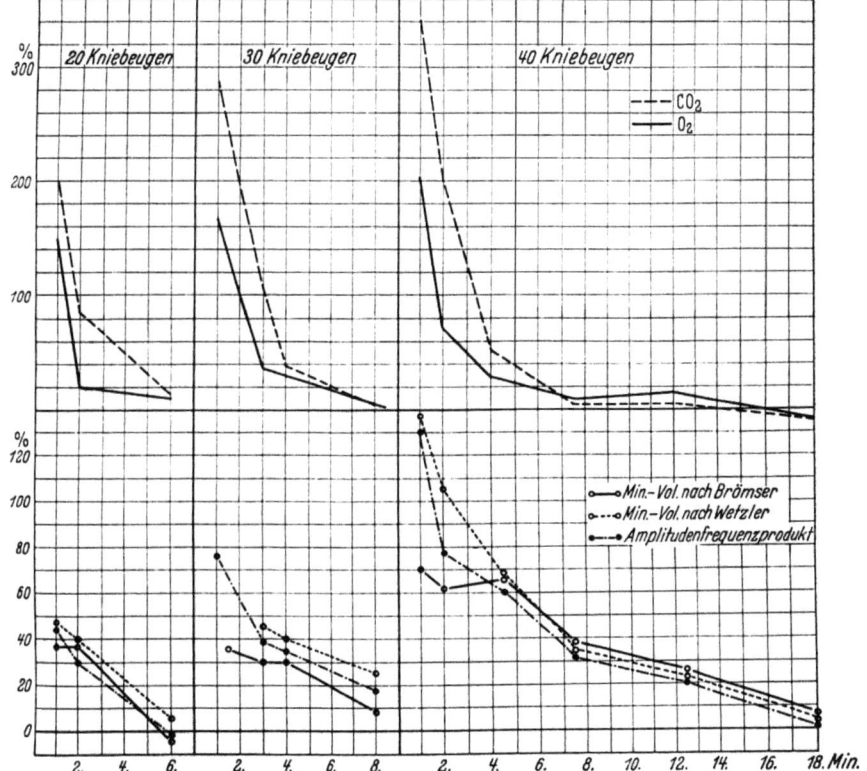

Abb. 21. Die Beziehungen von Stoffwechsel und Minutenvolumen, berechnet nach physikalischen Methoden bei körperlicher Arbeit.

Aufhören der Arbeit in der Zeit des Aufholens der Sauerstoffschuld mehrere Bestimmungen des Minutenvolumens vorgenommen, die durch Lichtzeichen mit der fortlaufend registrierten Gaswechselkurve synchronisiert wurden. Über die Einzelheiten der Versuchsanordnung und die genaueren Ergebnisse soll an anderer Stelle ausführlicher berichtet werden. Hier soll nur demonstriert werden, inwieweit wir durch die angewandten Methoden richtige Werte für die Größe des Minutenvolumens erwarten dürfen.

Abb. 21 zeigt als Beispiel die Steigerungen des O_2-Verbrauchs, der CO_2-Abgabe, des Minutenvolumens nach Broemser und Ranke, nach Wezler und Boeger und des Amplitudenfrequenzproduktes nach Liljestrand und Zander [75] in Prozenten des Ausgangswertes. Es geht aus der Darstellung hervor, daß mit ansteigendem Gaswechsel nach Arbeit auch das Minutenvolumen eine Zunahme erfährt. Dabei bedeutet die Feststellung, daß die Stoffwechselsteigerung prozentual stärker ist als der Anstieg des Minutenvolumens keinen Einwand gegen die Richtigkeit der Minutenvolumensbestimmung, da ein Teil des gesteigerten O_2-Verbrauchs durch eine stärkere Ausnutzung (Größerwerden der arterio-venösen Differenz) gedeckt wird. Auffallend sind aber immerhin die Unterschiede der Minutenvolumina nach der Formel von Broemser und Ranke auf der einen Seite und von Wezler und Boeger auf der anderen Seite. Solche Unterschiede wurden auch von Deppe und Bierhaus [76] in Arbeitsversuchen am Menschen gefunden. Aus der Darstellung der Abb. 21 ist zu ersehen, daß die Berechnung des Minutenvolumens nach Wezler und Boeger in ausgeprägterer Proportion zur Stoffwechselsteigerung steht als nach Broemser und Ranke. Auffallend ist die gute Übereinstimmung des Minutenvolumens nach Wezler und Boeger und des Amplitudenfrequenzproduktes nach Liljestrand und Zander. Es wird dies damit zusammenhängen, daß Zunahme der Windkessellänge λ und Zunahme der Pulswellengeschwindigkeit unter körperlicher Arbeit sich gegenseitig kompensieren (s. Formel). Aus dieser Übereinstimmung können wir aber nicht den Schluß ziehen, daß uns das Amplitudenfrequenzprodukt einen genügend sicheren Gradmesser für Veränderungen des Minutenvolumens abgibt. In den Arbeitsversuchen kann diese Übereinstimmung dadurch zustande kommen, daß der Gesamtelastizitätsmodul des arteriellen Systems sich nicht wesentlich ändert. Änderungen des Elastizitätsmoduls aber müssen die Blutdruckamplitude beeinflussen, und zwar muß den Modellversuchen von Martini und Oppitz [77] entsprechend die Blutdruckamplitude mit dem Quadrat des Elastizitätsmoduls ansteigen.

$$A = C \frac{E^2 \sqrt[3]{p^2}}{W}.$$

Darin bedeuten A die Amplitude, C eine Konstante, E Elastizitätsmodul, p systolisches Druckmaximum und W Gesamtwiderstand. Auch von Wezler [72] wurde auf den Einfluß des Elsatizitätsmoduls auf die Blutdruckamplitude und den sich hieraus ergebenden Fehlschlüssen für die Minutenvolumsbestimmung schon eingehend hingewiesen.

In der Tabelle 7 sind noch einige der von uns angestellten Arbeitsversuche aufgeführt. Grundsätzlich zeigen sie dasselbe Ergebnis der in Abb. 21 gegebenen Darstellung. Am besten ist die Übereinstimmung im Fall 5 und 6 der Tabelle 7.

Es kann keinem Zweifel unterliegen, daß wir in dieser Bestimmung des Minutenvolumens mit Unsicherheitsfaktoren zu rechnen haben, die uns an einer einwandfreien quantitativen Größenbestimmung vorerst noch zweifeln lassen. Andererseits aber zeigen uns diese Arbeitsversuche, daß wir nach der Broemserschen, ausgeprägter noch nach der Methode von Wezler und Boeger Resultate erhalten, die in ihrer Richtung als gültig anzusehen sind und auch in Proportion zu der jeweiligen Stoffwechsellage stehen. So erscheint uns auch vor der endgültigen Sicherheit der absoluten Gültigkeit der physikalischen Methoden zur Minutenvolumsbestimmung die Anwendung in der Klinik gerechtfertigt, sofern man hierbei die notwendige Zurückhaltung bewahrt und in den Schlußfolgerungen nicht zu weit geht.

Für die Analyse von Angriffspunkt und Wirkungsweise kreislaufwirksamer Substanzen erscheint uns die gleichzeitige Registrierung von Lungengaswechsel und Minutenvolumen besonders aussichtsreich. Es liegt nicht mehr im Bereich dieser Darlegungen, die Verschiedenheiten kreislaufaktiver Stoffe in ihrer Wirkung auf Lungengaswechsel und Minutenvolumen zu beschreiben. Es soll daher nur an dem Beispiel eines Sympatolversuchs demonstriert werden, welche Möglichkeiten der Erkenntnis uns durch ein solches Vorgehen geboten werden. Es wurden in diesem Versuch vor der Sympatolinjektion mehrere Ruhewerte für das Minutenvolumen bestimmt und der Gaswechsel fortlaufend registriert. Die, $^1/_2$, 1, 3, 6 und 20 Min. nach der Sympatolinjektion aufgenommenen Puls- und Blutdruckkurven zur Minutenvolumenbestimmung wurden durch Lichtzeichen auf der Gaswechselkurve markiert, so daß eine Synchronisierung beider Kurvenwerte ohne Schwierigkeiten möglich war.

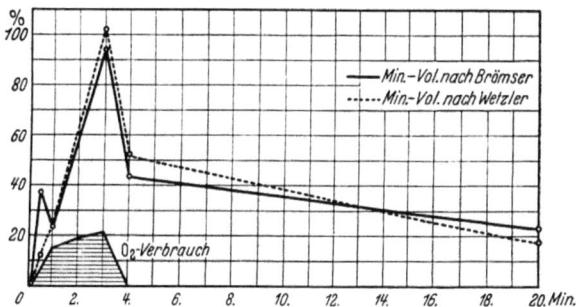

Abb. 22. Lungengaswechsel und Minutenvolumen nach Sympatol (30 mg intravenös).

In Abb. 22 wurden der einfacheren Übersicht halber die Steigerungen von Minutenvolumen und Gaswechsel in Prozenten des Ausgangswertes angegeben. In diesem Versuch stimmten die mit der Broemserschen Methode erhaltenen Resultate mit denen der Wezlerschen Methode weitgehend überein. Es ist zunächst ersichtlich, daß die höchste Steigerung des Minutenvolumens mit der stärksten Gaswechselsteigerung zusammenfällt. Nachdem aber der Gaswechsel nach der 3. Minute bereits zum Ausgangswert zurückgekehrt ist, bleibt das Minutenvolumen noch um annähernd 40% erhöht. Der Effekt der Blutmobilisierung ist demnach viel schneller beendet als die gesamte Kreislaufreaktion. Wenn die aus dem venösen Stromgebiet mobilisierte Blutmenge einmal die Lungen passiert hat, ist die Oxydation, die wir im Gaswechsel messen, praktisch

Ta-
25. 10. 38. V.P. Molineus.

Min. p.	M.V. n. Br. Steigerung		M.V. Wl. Steigerung		Ampl.Fr. Steigerung	
	in l	in %	in l	in %	in Z.	in %
Ruhe	4,45	0	3,67	0	3,34	0
1	6,1 +	37%	5,45 +	48%	486 +	44,5%
2	6,16 +	38,4%	5,18 +	40 %	435 +	30%
6	4,41 —	0,9%	3,82 +	4,1%	322 —	3,6%

Steigerungen berechnet gegenüber
25. 10. 38. V.P. Mol.

1	6,0 +	34,8%	—	—	590 +	76,5%
3	5,78 +	30%	5,32 +	45%	467 +	39%
4	5,8 +	30,4%	5,19 +	41,5%	450 +	34,8%
8	4,83 +	8,5%	4,57 +	24,5%	393 +	17,7%
24	4,54 +	2%	4,38 +	19,3%	375 +	12,3%

Steigerungen berechnet gegenüber
25. 10. 38. V.P. Mol.

1	6,46 +	45%	8,18 +	123%	726	+117%
2	7,25 +	62,9%	7,5 +	105%	593 +	77,5%
4½	7,38 +	65,8%	6,16 +	68%	535 +	60%
7½	6,13 +	37,8%	5,03 +	37%	417 +	33,8%
12	5,61 +	26,0%	4,58 +	24,8%	404 +	21%
18	4,68 +	5,2%	3,92 +	6,8%	337 +	0,9%

19. 10. 38. V.P.. Mu.

Ruhe	55	0	4,4	0	4,21	0
1½	794 +	57,2%	5,83 +	32,5%	720 +	70,9%
2	776 +	53,2%	5,27 +	19,8%	631 +	50%
5	5,33 —	5,5%	4,65 +	5,7%	438 +	4%

14. 12. 38. V.P. H.

Ruhe	3,6	0	3,12	0	271	0
1	6,9 +	91,5%	6,0 +	52%	543	+100%
2	5,28 +	46,5%	4,69 +	43%	388 +	43%
4	5,08 +	41%	4,32 +	33,3%	357 +	31,7%
45	3,65 +	0,5%	3,04 —	2,6%	273 —	0,7%

Steigerungen berechnet gegenüber
14. 12. 38. V.P. H.

1	7,73	+115%	78	+150%	705	+160%
1½	734	+104%	7,2	+134%	550	+103%
2½	6,48 +	80%	5,55 +	78%	464 +	71%
4	5,2 +	44,5%	4,16 +	33,4%	354 +	30,5%
7	5,31 +	47,5%	4,06 +	30%	333 +	23%
9	4,9 +	36%	3,78 +	21%	323 +	19%
15	4,06 +	12,8%	3,29 +	5,4%	288 +	6,3%

Es bedeuten: M.V. n. Br. Minutenvolumen berechnet nach Broemser mit Boeger. Ampl.Fr. Amplitudenfrequenzprodukt (nicht reduziert). Ampl.Fr. red.

belle 7.

20 Kniebeugen.

Ampl.Fr. red. Steigerung		O_2-Aufnahme pro 20 Sek. Steigerung		CO_2-Abgabe pro 20 Sek. Steigerung	
in Z.	in %	in ccm	in %	in ccm	in %
339	0	71,5	0	86,2	0
467 +	37,8%	200,0	+ 180%	+ 226,0 +	163%
455 +	34,2%	125,0	+ 75%	+ 151,0 +	75%
328 —	3,2%	85,5	+ 19,6%	98 +	13,7%

dem Ruheausgangswert des vorigen Versuchs.
30 Kniebeugen.

567 +	67%	237	+ 231%	305	+ 254%
467 +	37,8%	116,2	+ 62,5%	152	+ 76,4%
478 +	41%	131,5	+ 84%	92	+ 6,7%
418 +	23,3%	89,7	+ 25,4%	77,6 —	10%
399 +	17,7%	123,1 (?) +	72% (?)	87	+ 1%

dem Ruheausgangswert des ersten Versuchs.
40 Kniebeugen.

632 +	86,5%	374	+ 423%	348	+ 304%
549 +	62%	190	+ 166%	253	+ 193%
519 +	53%	124	+ 73,5%	126,5 +	46,8%
447 +	31,8%	93,9	+ 31,3%	97,3 +	12,9%
396 +	16,8%	120,9	+ 69%	91 +	5,6%
327 —	3,5%	91,6	+ 28%	76 —	11,8%

30 Kniebeugen.

356	0	86,1	0	59,3	0
557 +	61,5%	203,0	+ 136%	208	+ 252%
505 +	41,8%	203,0	+ 136%	208	+ 252%
394 +	10,7%	88	+ 2,3%	54,7 —	7,6%

20 Kniebeugen.

245	0	86,0	0	70,0	0
452 +	84,5%	208,0	+ 142%	228,0 +	228%
353 +	44,5%	104,0	+ 21%	140,0 +	100%
331 +	35%	90,5	+ 52%	89,1 +	27%
248 +	0,1%	69,5	— 18,6%	56,0 —	20%

dem Ausgangswert des vorigen Versuchs.
35 Kniebeugen.

583 +	138%	377	+ 339%	353	+ 405%
466 +	90%	131,4	+ 52,8%	164	+ 135%
422 +	72%	85,5	— 0,6%	109,4 +	56%
316 +	29%	107,8	+ 25,4%	127,1 +	81,5%
312 +	27,4%	71,1	— 17,3%	74,7 +	8,7%
285 +	16,3%	89,8	+ 4,4%	84,4 +	20,6%
264 +	8,15%	79,6	— 7,45%	66,9 —	4,4%

konstantem Z. von 0.48. M.V. Wl. Minutenvolumen berechnet nach Wezler und Amplitudenfrequenzprodukt reduziert nach Liljestrand und Zander.

vollzogen, die eigentliche Mobilisierung aus der venösen Strombahn damit beendet. Das durch diesen Mechanismus erhöhte Kreislaufminutenvolumen bleibt aber solange über der Norm, als der Wirkungseffekt des Mittels an den kleinsten Blutgefäßen abgeklungen ist und diese sich wieder erneut mit Blut auffüllen.

Gleichzeitig ersehen wir aus dem Vergleich der prozentualen Steigerung von Minutenvolumen und Gaswechsel, daß das Minutenvolumen bedeutend stärker ansteigt als der Steigerung des O_2-Verbrauchs entspricht. Die aus der Blutmobilisierung im venösen Stromgebiet resultierende Minutenvolumensteigerung kann prozentual nicht größer sein als der prozentualen O_2-Verbrauchssteigerung entspricht. Wir haben im Abschnitt „Blutmobilisierung und Lungengaswechsel" schon dargelegt, daß die mobilisierte Blutmenge eher kleiner sein muß, als es das Ansteigen des Lungengaswechsels erwarten läßt. Aus solchen vergleichenden Rechnungen kann somit geschlossen werden, daß neben der Blutmobilisierung noch ein anderer Mechanismus zur Minutenvolumensteigerung in diesem Fall wesentlich beigetragen haben muß. Die Ursache für diesen Anteil des erhöhten Minutenvolumens, der nicht auf die Blutmobilisierung zurückzuführen ist, wird man auf die schnellere Kreislaufzeit infolge der durch das Sympatol eingetretenen allgemeinen Tonuserhöhung beziehen können. Auch ist hierbei zu bedenken, daß der Eröffnung der in letzter Zeit so viel diskutierten arterio-venösen Anastomosen eine Bedeutung zukommen kann (Clara [78]).

Da wir, wie schon ausgeführt, bei der quantitativen Bewertung der mit physikalischen Methoden erhaltenen Werte für das Minutenvolumen vorerst noch einige Zurückhaltung bewahren müssen, möchten wir aus unseren Untersuchungen noch keine weiteren Schlußfolgerungen in quantitativer Hinsicht ziehen. Das Beispiel zeigt aber wohl, daß die gleichzeitige Registrierung von Minutenvolumen und Gaswechsel für therapeutische Untersuchungen sehr aufschlußreich sein kann. So würde z. B. die Entscheidung der Frage möglich sein, ob die Wirksamkeit eines kreislaufaktiven Mittels, das eine Erhöhung des Minutenvolumens hervorbringt, mehr auf dem Effekt einer Blutmobilisierung aus der venösen Strombahn oder mehr auf einer Tonuserhöhung und einer damit einhergehenden Verkürzung der Kreislaufzeit beruht. Solche Feststellungen wären für die Begrenzung der Indikation solcher Mittel von großer Bedeutung. Auch würde sich dabei eine Errechnung des Gesamtströmungswiderstandes und Gesamtelastizitätsmoduls, wie sie von Wezler [72] angestrebt und durchgeführt wird, sicher als sehr fruchtbar erweisen. Aber gerade diese letzteren Berechnungen haben die absolute Gültigkeit der Größe des Minutenvolumens zur Voraussetzung, die bei dem jetzigen Stand der Dinge nicht als gegeben angesehen werden kann. In der Klinik müssen wir uns daher vorerst darauf beschränken, auf die eben beschriebene Weise ungefähre Maßstäbe für den Wirkungsmechanismus pharmakologischer Kreislaufreaktionen zu erhalten, die allein schon wertvolle Anhaltspunkte therapeutischen Handelns sein können. Es soll nicht verschwiegen werden, daß für die Untersuchung am Krankenbett der Anwendung einer solchen Versuchsmethodik zunächst noch große und in manchen Fällen wohl unüberwindliche Schwierigkeiten entgegenstehen. Doch darf man erwarten, daß uns durch die Untersuchung geeigneter Einzelfälle wertvolle Einblicke und hieraus abgeleitete therapeutische Konsequenzen an die Hand geben werden.

Literaturverzeichnis.

[1] Heß, W. R.: Erg. inn. Med. 23, 1 (1923). — Bethe-Bergmanns Handbuch der normalen und pathologischen Physiologie, Bd. 7, 2, S. 904. — Die Regulierung des Blutkreislaufes. Leipzig: Georg Thieme 1930. — [2] Landis, E. M.: Heart 15, 209 (1930). — Amer. J. Physiol, 93, 353 (1930). — [3] Moritz u. Tabora: Dtsch. Arch. klin. Med. 98, 475 (1910). — [4] Ebbeke: U.: Pflügers Arch. 169, 1—81 (1917); 199, 197—216 (1923). — Erg. Physiol. 22, 401—494 (1923). — [5] Straub, H.: Handbuch der normalen und pathologischen Physiologie, Bd. 7, 1, S. 237. 1927. — Verh. 41. Kongr. inn. Med. 1929, 277. — [6] Goltz u. Gaule: Pflügers Arch. 17, 100 (1878). — [7] de Jager: Pflügers Arch. 30, 491 (1883). — [8] Holzlöhner, E.: Z. Biol. 92 (1932); 94, 409 (1936). — [9] Böhme, W.: Klin. Wschr. 1935. — Erg. Physiol. 38, 251 (1936). — [10] Donders: Physiologie des Menschen. Leipzig 1859. — [11] Ledderhose, G.: Mitt. Grenzgeb. Med. u. Chir. 15, 355 (1905). — [12] Mosso, A.: Über den Kreislauf des Blutes im menschlichen Gehirn, S. 135. Leipzig 1881. — [13] Burton-Opitz, R.: Amer. J. Physiol. 7, 435 (1902). — [14] Wenckebach, K. F.: Dtsch. Arch. klin. Med. 101, 402 (1910). — Herz- und Kreislaufinsuffizienz. Dresden 1930. — [15] Eppinger u. Hofbauer: Z. klin. Med. 72, 154 (1911). — [16] Grosse-Brockhoff, F. u. W. Schoedel: Pflügers Arch. 238, 213 (1936). — Schoedel, W.: Erg. Physiol. 39 (1937). — [17] Hill and H. Barnard: J. of Physiol. 21, 323 (1897). — [18] Hill and Sequeira: J. of Physiol. 21, 147 (1897). — [19] Bürger: Münch. med. Wschr. 1921 I, 1066. — [20] Kroetz, Chr.: Verh. 34. Kongr. inn. Med. 1922, 434. — Dtsch. Arch. klin. Med. 139, 325 (1922). — [21] Schott: Dtsch. Arch. klin. Med. 108, 537 (1912). — [22] Rehfisch: Z. exper. Med. 50, 359 (1926). — [23] Villaret, M.: Paris méd. 55, 281 (1925). — [24] Arnoldi, W.: Dtsch. Wschr. 1920 I, 4. [25] Pinkus, J. G. H.: Med.-biol. Z. (russ.) 5, 27 (1930). — Ref. Kongreßbl. inn. Med. 55, 376 (1930). — [26] Henderson, R.: Amer. J. Physiol. 21, 126 (1908); 23, 345 (1909); 27, 152 (1910). — [27] Tigerstedt, R.: Die Physiologie des Kreislaufs, 2. Aufl. 1922. — [28] Stöhr, Ph. jr.: Erg. Anat. 1938. — [29] Cotton, Slate and Lewis: Heart 6, 227 (1917). — [30] Dale and Richards: Y. of Physiol. 52, 110 (1918). — [31] Krogh, A.: Anatomie und Physiologie der Capillaren. Berlin: Julius Springer 1929. — [32] Müller, O.: Die feinsten Blutgefäße des Menschen, Bd. 1 u. 2. Stuttgart: Ferdinand Enke 1939. — [33] Mateeff, D. u. M. Schneider: Pflügers Arch. 236, 606 (1935). — [34] Spalteholz: Atlas-Anatomie des Menschen. Leipzig 1920. — [35] Rein, H.: Klin. Wschr. 1933 I. — [36] Grollmann, A. u. H. Baumann: Schlagvolumen und Zeitvolumen des gesunden und kranken Menschen. Dresden u. Leipzig: Theodor Steinkopff 1935. — [37] Christensen, H.: Erg. Physiol. 39, 348 (1937). — [38] Eppinger: Klin. Wschr. 1933 I. — [39] Rein, H.: Abderhaldens Handbuch der biologischen Arbeitsmethoden, Abt. IV, Teil 13, S. 795. 1937. — [40] Grosse-Brockhoff, Schoedel u. Springorum: Pflügers Arch. 238, 374 (1936). [41] Brüner, H. u. F. Grosse-Brockhoff: Pflügers Arch. 238, 361 (1936). — [42] Schneider, M., H. Brüner u. J. Frey: Verh. dtsch. Ges. Kreislaufforsch. 1938, 287. — [43] H. Rein: Klin. Wschr. 1937 I, 700. — Arch. f. exper. Path. 187, 617 (1937).

[44] Grosse-Brockhoff, F. u. Rh. Watson: Pflügers Arch. **237**, 167 (1936). — [45] Grosse-Brockhoff, F. u. F. Kaldenberg: Arch. f. exper. Path. **188**, 383 (1938). — [46] Schneider, H. u. H. Kopp: Klin. Wschr. **1937 II**, 1672. — [47] Henderson, Y. u. Th. B. Barringer: Amer. J. Physiol. **31**, 352 (1913). — [48] Piper, H.: Arch. f. (Anat. u.) Physiol. **1913**, 385. — [49] Pogany: Erg. inn. Med. **41**, 257 (1931). — [50] Hochrein u. Singer: Arch. f. exper. Path. **125**, 301 (1927). — [51] Dragonescu i. Liou: C. r. Soc. Biol. Paris **96**, 1024 (1927). — [52] Payant, Giraut et M. Assada: C. r. Soc. Biol. Paris **95**, 488 (1926). — [53] Rosenow, G.: Dtsch. Arch. klin. Med. **127**, 136 (1918). — [54] Velden, R. von den: Münch. med. Wschr. **1911 I**, 184. — [55] Gollwitzer-Meier: Pflügers Arch. **222**, 245, 420 (1929). — Verh. 41. Kongr. inn. Med. **1929**, 361. — Erg. Physiol. **34**, 1145 (1932). — [56] Gollwitzer-Meier, Kl. u. Ch. Kroetz: Klin. Wschr. **1939 I**, 869. — [57] Gollwitzer-Meier, Kl.: Z. exper. Med. **69**, 367 (1930). — [58] Horner, A.: Verh. 25. Kongr. inn. Med. **1908**, 493. — [59] Kisch, F.: Klin. Wschr. **1929 I**, 833. — [60] Brandt, F. u. G. Katz: Dtsch. med. Wschr. **1931 I**, 879. — Z. exper. Med. **77**, 247 (1931). — [61] Ernst, C. u. Ph. Stagelschmidt: Z. exper. Med. **73**, 678 (1930). — [62] Martini, P. u. A. Pierach: Klin. Wschr. **1926 II**, 1809. — [63] Allen, E. V. u. M. Hochrein: Dtsch. Arch. klin. Med. **166**, 237 (1930). — [64] Gärtner, G.: Münch. med. Wschr. **1903 II**, 2038; **1904 I**, 212. — [65] Frey, A.: Dtsch. Arch. klin. Med. **73**, 511 (1902). — [66] Tabora, V.: Verh. 27. Kongr. inn. Med. **1910**, 655. — [67] Fuchs, L.: Dtsch. Arch. klin. Med. **135**, 68 (1921). — [68] Brandt, F.: Z. klin. Med. **116**, 398—448 (1931). — [69] Wollheim: Dtsch. med. Wschr. **1930 I**. — Klin. Wschr. **1933 I**. — [70] Eppinger: Die seröse Entzündung. Wien: Julius Springer 1935. — [71] Broemser, Ph. u. O. F. Ranke: Z. Kreislaufforsch. **25**, 11 (1933). — [72] Wezler u. Boeger: Erg. Physiol. **41**, 292 (1939). — [73] Deppe u. Wetterer: Z. Biol. **1939**. — [74] Butzengeiger, Goepfert u. Grosse-Brockhoff: Unveröffentlichte Untersuchungen. — [75] Liljestrand, G. u. E. Zander: Z. exper. Med. **59**, 105 (1928). — [76] Deppe, B. u. H. Bierhaus: Arch. Kreislaufforsch. **2**, 357 (1938). — [77] Martini, P. u. R. Oppitz: Dtsch. Arch. klin. Med. **166**, 49 (1930). — [78] Clara: Verh. dtsch. Ges. Kreislaufforsch. **1938**, 226.

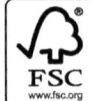

MIX
Papier aus verantwortungsvollen Quellen
Paper from responsible sources
FSC® C105338

If you have any concerns about our products,
you can contact us on
ProductSafety@springernature.com

In case Publisher is established outside the EU,
the EU authorized representative is:
**Springer Nature Customer Service Center GmbH
Europaplatz 3, 69115 Heidelberg, Germany**

Printed by Libri Plureos GmbH
in Hamburg, Germany